减重减脂你问我答

陆 艳　王临池　主编

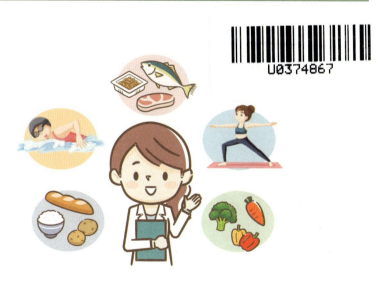

苏州大学出版社
Soochow University Press

图书在版编目(CIP)数据

减重减脂你问我答 / 陆艳,王临池主编. -- 苏州：苏州大学出版社, 2024.9 (2025.4重印). -- ISBN 978-7-5672-4945-5

Ⅰ.R161-44

中国国家版本馆CIP数据核字第2024MX5117号

减重减脂你问我答
Jianzhong Jianzhi Niwen Woda

主　　编：	陆　艳　王临池
责任编辑：	倪锈霞
助理编辑：	土明晖
出版发行：	苏州大学出版社(Soochow University Press)
社　　址：	苏州市十梓街1号　邮编：215006
印　　刷：	苏州工业园区美柯乐制版印务有限责任公司
网　　址：	www.sudapress.com
邮购热线：	0512-67480030
销售热线：	0512-67481020
开　　本：	700 mm×1 000 mm　1/16
印　　张：	10.5
字　　数：	152千
版　　次：	2024年9月第1版
印　　次：	2025年4月第2次印刷
书　　号：	ISBN 978-7-5672-4945-5
定　　价：	49.00元

发现印装错误,请与本社联系调换。服务热线：0512-67481020

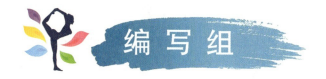

编写组

主　编　　陆　艳　王临池

编　者　　陆　艳　苏州市疾病预防控制中心
　　　　　　王临池　苏州市疾病预防控制中心
　　　　　　韦晓淋　苏州市疾病预防控制中心
　　　　　　华钰洁　苏州市疾病预防控制中心
　　　　　　金玲玲　苏州市疾病预防控制中心
　　　　　　刘太一　苏州市疾病预防控制中心
　　　　　　刘威威　苏州市疾病预防控制中心
　　　　　　臧宇菡　苏州市吴中区疾病预防控制中心
　　　　　　张　群　苏州市相城区疾病预防控制中心
　　　　　　陈　丽　苏州市高新区（虎丘区）疾病预防控制中心
　　　　　　王陈奕　苏州市姑苏区疾病预防控制中心
　　　　　　周靓玥　苏州工业园区疾病防治中心
　　　　　　彭黛娟　太仓市疾病预防控制中心
　　　　　　李冰晖　张家港市疾病预防控制中心
　　　　　　杨　梅　苏州市吴江区疾病预防控制中心
　　　　　　胡文斌　昆山市疾病预防控制中心
　　　　　　顾淑君　常熟市疾病预防控制中心

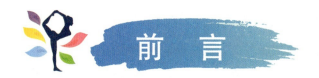

前　言

肥胖是一种慢性、复发性和进行性疾病，是一项全球性的公共卫生挑战。《中国肥胖患病率及相关并发症：1 580万成年人的横断面真实世界研究》报告显示，我国超重人群占比34.8%，肥胖人群占比14.1%。研究表明，肥胖是多种并发症的公认危险因素，最常见的肥胖相关并发症有脂肪肝、糖尿病前期、血脂异常和高血压。

为全面落实《"健康中国2030"规划纲要》和《苏州市慢性病防治中长期规划（2018—2025年）》要求，推进"三减三健"（减盐、减油、减糖、健康口腔、健康体重、健康骨骼）专项行动，苏州市疾控中心2023年举办了疾控系统减重减脂大赛，旨在引导疾控人践行健康生活方式，通过控制热量摄入和适当运动，科学合理地减重减脂，真正促进身体健康，从而不断提高个人的健康水平。为进一步普及减重减脂大赛中的健康知识，呼吁更多的人科学减重减脂，我们编写了《减重减脂你问我答》一书。

本书分为认知篇、心理篇、饮食篇、运动篇、综合篇、维持篇、误区篇和案例篇，首先介绍了健康体重、体脂率、肥胖等概念，让大众正确地认识到减肥不仅包括减重，更重要的是减脂；其次从心理、饮食、运动等角度阐明如何循序渐进地进行减重和减脂，同时也对大众常见的减重减脂误区进行了阐述分析；最后通过介绍几个减重减脂的成功案例来更加形象地展示减重减脂的历程和经验。

本书大多采用了常见的问答形式，内容既有简明扼要的"敲重点"，又有讲解详细的"知识解答"，兼顾理论性和实用性，从减重人士的痛点和难点出发，科学讲解如何正确减重又减脂。知识的发展是永恒的，我们对知识的理解和掌握永远是不足的，我们一直为编好本书在努力、在改进，书中不妥之处在所难免，敬请广大读者批评指正。

编 者

2024 年 4 月

目 录

一、减重减脂——认知篇

1. 健康体重指什么？／2
2. 肥胖究竟算不算一种"病"？／3
3. 2023年"中国肥胖地图"出炉：这几种人应引起重视／4
4. 明明不重却穿衣显胖？该看看你的体脂率啦！／5
5. 胖瘦真的由基因决定吗？／6
6. 研究实锤，体重轻不等于瘦！小心隐性肥胖／7
7. 什么是中心性肥胖？／8
8. 肚子越大，脑子越伤吗？／9
9. 为什么有的人喝凉水也长肉？／10
10. 越忙越胖？当心"过劳肥"！／11
11. 导致小腿粗的原因有哪些呢？／12
12. 6种肥胖，你属于哪一种？／13
13. 健康管理，从管理体重做起／14
14. 何为"减肥"？是减重还是减脂？／15
15. 怎样才算科学减重？／16
16. 运动锻炼能否承担减肥"大任"？／17
17. 减重速度多快比较合理？／18
18. 减重中的身体成分变化／18
19. 减重期间为什么肌肉会流失？／19
20. 怎么做才能在减掉脂肪的同时尽可能留住肌肉？／20

21. 20个小窍门助你减肥成功！/ 21
22. 每逢佳节胖三斤，科学应对怎么做？/ 22

二　减重减脂——心理篇

23. 肥胖会造成哪些心理问题？/ 24
24. 树立正确的减肥观念很重要！/ 25
25. 如何通过改变心态来达到减肥目标？/ 26
26. "近瘦者瘦"是真的吗？/ 27
27. 减肥的8个心理学常识 / 28
28. 运动为何能使人快乐？/ 29
29. 如何根据情绪状态选择不同的运动方式？/ 30
30. 告别半途而废的减肥，用心理学助力你的减肥！/ 31
31. 正常的减肥会减成厌食症吗？/ 32
32. 心理疾病可导致过度减肥，自卑抑郁增加"心理重量"/ 33
33. 为什么运动可以改善睡眠？/ 34
34. 减肥期间几点睡觉？根据习惯因人而异！/ 35
35. 最舒服的减肥方法来了，睡觉也能瘦！/ 36

三　减重减脂——饮食篇

36. 如何科学饮食，才能边吃边瘦？/ 38
37. 健身期间的饮食如何做到营养均衡，合理搭配？/ 39
38. 想快速减重吗？"十个拳头"了解下！/ 40
39. 细嚼慢咽对健康大有裨益吗？/ 41
40. 关注饱腹感，寻找吃饱还能瘦的食物 / 42
41. 都说减肥要控制碳水，碳水有哪些种类？/ 43
42. 让人"快乐"的糖，真的要戒掉吗？/ 44
43. 高蛋白、极低碳水的减肥方式真的好吗？/ 44
44. 要想减肚子，低碳水还是断食？/ 45

45. 拒绝肥胖，从喝汤做起！/ 46

46. 有没有好的膳食计划，能让运动锻炼更轻松？/ 47

47. 只吃素不吃肉能减肥吗？/ 48

48. "轻断食"真的有效吗？/ 49

49. 酵素为何物？能帮我们减肥吗？/ 50

50. 减肥期间用哪种食用油比较好？/ 51

51. 减肥期间可以不吃早餐吗？/ 52

52. 燕麦能帮助减肥吗？/ 53

53. 吃面食比吃米饭更容易发胖吗？/ 54

54. 不吃主食，体重就会立刻降下来吗？/ 54

55. 明明只吃蔬菜水果，为什么还是胖了？/ 55

56. 减肥过程中可以只吃水煮菜吗？/ 56

57. 吃饭重盐会长胖吗？/ 56

58. 喝酒会发胖吗？/ 58

四　减重减脂——运动篇

59. 运动真的能减肥吗？/ 60

60. 运动种类有很多，减脂最快当属谁？/ 60

61. 既然都减脂，每减1千克脂肪，哪种运动耗时短？/ 62

62. 不是说HIIT减脂最有效吗，怎么又成游泳了？/ 63

63. 早上运动与晚上运动，哪个减脂效果更好？/ 65

64. 怎么才是选对运动时间了呢？/ 66

65. 运动强度越大越好吗？/ 67

66. 怎么判断运动强度是否合适？/ 68

67. 运动前一定要热身吗？/ 69

68. 运动后有哪些注意事项？/ 70

69. 适合中老年人的减脂运动有哪些？/ 71

70. 慢性病患者如何运动？/ 72

71. 女性可以做力量训练吗？/ 73

72. 空腹做有氧运动能额外消耗 20% 脂肪吗？/ 74

73. 爱运动的人怎么保护膝盖？/ 74

74. 一条弹力带练全身，你知道几个动作？/ 75

75. 如何步行才是有效的运动？/ 76

76. 你真的会跳绳吗？/ 77

77. 简单运动，轻松瘦腿 / 78

78. 你了解羽毛球运动吗？/ 80

79. 你了解平板支撑吗？/ 81

80. 游泳与跑步，哪个减肥效果更好？/ 82

81. 长跑不喘不累的小秘诀你知道吗？/ 83

82. 马拉松跑步注意事项有哪些？跑后如何恢复身体？/ 84

83. 不同的路面会影响跑步的动作姿势吗？/ 86

84. 想爬楼梯减肥，应该注意哪些问题？/ 87

85. 你的深蹲真的做对了吗？/ 88

86. 靠拳击健身减肥？这些事你千万别盲目做！/ 90

87. 想要腹肌？卷腹运动了解下 / 91

88. 暴汗减脂的动感单车适合你吗？/ 92

五　减重减脂——综合篇

89. 产后瘦身应该知道的二三事 / 94

90. 糖尿病患者该怎么减肥？/ 94

91. 高血压患者该怎么减肥？/ 95

92. 忽胖忽瘦会伤害心血管吗？/ 96

93. 女性减肥会导致闭经吗？/ 97

94. 减肥后容易骨质疏松吗？/ 98

95. 慢性疼痛该怎么通过运动缓解？/ 99

96. 如何减少减重过程中蛋白质的流失？/ 101

97. 减腰围的方法有哪些？/ 102

98. 脊柱活动度该怎么改善？/ 103

99. 如何提高身体的平衡力？/ 104

100. 减重过程中怎么保持皮肤光泽有弹性？/ 105

101. 长时间静坐的危害，你知道吗？/ 106

102. 什么样的运动强度能抵消久坐伤害？/ 108

103. 什么是 CrossFit？/ 108

104. 为了配合运动燃脂，是不是应该尽量少吃主食？/ 109

105. 减肥锻炼前吃点东西，脂肪消耗快于空腹锻炼！/ 110

106. 适合运动前吃的食物有哪些？/ 111

107. 运动中需要吃东西补充热量吗？/ 112

108. 减肥时期如何外出就餐？/ 112

109. 肌肉必须天天练吗？/ 113

六　减重减脂——维持篇

110. 减肥难？别自责了，不一定是你的错 / 116

111. 健康的减肥速度是多少？别太着急了 / 117

112. 如何判断体脂是否在减少？/ 118

113. 为了减肥成功就一定要坚持，否则就接受变胖的样子 / 119

114. 为什么运动后体重反而增加了？/ 120

115. 直击体重反弹，揭秘反弹根源——减重后的代谢适应 / 121

116. 如何避免减重反弹？/ 122

117. 减肥瓶颈期需要多少天才能过去？/ 123

118. 5 个方法突破瓶颈期，让你继续瘦下来！/ 124

119. 减肥期间，如何对抗饥饿感？/ 125

七　减重减脂——误区篇

120. 想瘦哪里就练哪里吗？/ 128

121. 运动强度越大，减脂效果越好吗？/ 129

122. 空腹运动更燃脂吗？/ 130

123. 停止运动后，肌肉会变脂肪吗？／131
124. 有氧运动 30 分钟后才燃烧脂肪吗？／132
125. 剧烈运动后，可以马上冲个澡吗？／133
126. 运动时出汗越多，减脂效果越好吗？／134
127. 拉伸可以瘦小腿吗？／135
128. 跑步伤膝是真的吗？／136
129. 运动时真的是先消耗糖后消耗脂肪吗？／137
130. 司美格鲁肽真的是"减肥神药"吗？／138
131. 运动量足够大就可以随便吃吗？／139
132. 不吃晚饭或过午不食真能变瘦吗？／140
133. 生酮饮食有助于减肥吗？／140
134. 多喝水能减肥吗？／141
135. 只吃水果能减肥吗？／142
136. 吃无糖食品能控制体重吗？／143
137. 不吃主食能减肥吗？／144
138. 粗粮是吃得越多越好吗？／145
139. 节食减肥靠谱吗？／146
140. 吃黑巧克力能帮助减肥吗？／146
141. 喝酸奶能帮助减肥吗？／147
142. 喝咖啡能帮助减肥吗？／148

八　减重减脂——案例篇

143. 身边女性华丽瘦身案例／150
144. 身边男性减脂成功案例／153

一 减重减脂——认知篇

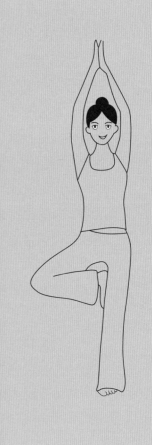

1. 健康体重指什么?

【敲重点】 健康体重指维持机体各项生理功能正常进行、充分发挥身体功能的体重,其体重构成的各组分比例恰当。

【知识解答】 体重是客观评价人体营养和健康状况的重要指标。健康体重指维持机体各项生理功能正常进行、充分发挥身体功能的体重,其体重构成的各组分比例恰当。常用的判断健康体重的指标是身体质量指数(body mass index,BMI)。它的计算公式为:BMI=体重(千克)/[身高的平方(米^2)]。

我国健康成年人(18~64岁)的BMI应在18.5~23.9千克/米^{2}之间。人的体重包含身体脂肪组织的重量和骨骼、肌肉、体液等非脂肪组织的重量,排除那些体内肌肉比例高的人(如运动员),对于大多数人而言,BMI的增加大体反映体内脂肪重量的增加。体重过高或过低都是不健康的表现。体重过低一般反映热量摄入相对不足,易导致营养不良等。体重过高反映热量摄入相对过多或活动不足,易导致超重和肥胖。而超重、肥胖可显著增加2型糖尿病、冠心病及结肠癌等疾病的发生风险。因此,健康体重是健康的基础,也是预防相关慢性疾病的前提。

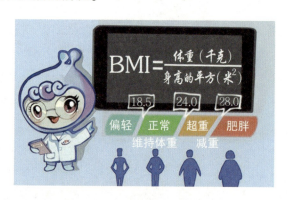

2. 肥胖究竟算不算一种"病"？

【敲重点】 肥胖已被世界卫生组织（WHO）认定为是一种可损害健康的异常或过量脂肪累积，受遗传和环境等多因素作用而导致的慢性代谢性疾病。

【知识解答】 肥胖是体内脂肪积聚过多而呈现的一种状态。中国人肥胖特征为腹型肥胖，即内脏脂肪含量较高，而内脏脂肪与心血管疾病风险增加密切相关。

肥胖是多种慢性非传染性疾病的危险因素和病理基础，是人类致死和致残的重要危险因素。调查显示，成年人肥胖与情绪和焦虑障碍发生增加有关，19%的肥胖患者有重度抑郁症。同时，肥胖患者发生骨关节炎的风险也大幅增加。一项大型横断面研究显示，52%的肥胖患者被发现患有骨关节炎，这可能增加了患者发生残疾的风险。肥胖也与两性生育能力低下、男性性腺功能减退、女性多囊卵巢综合征及妊娠并发症增加有关。还有研究显示，与体重正常的成年人相比，肥胖成年人患糖尿病、高血压、心力衰竭、心肌梗死、缺血性心脏病和中风的概率更高；肥胖与过早死亡的风险显著增加有关，根据超重的程度和时间以及并发症的出现，肥胖可导致寿命缩短5~20年。此外，肥胖还与医疗花费的增加相关。因此，肥胖已成为重大公共卫生问题，影响了国人的生命质量，并增加了国民医疗负担。

3. 2023年"中国肥胖地图"出炉：这几种人应引起重视

【敲重点】 我国1 580万成年受试者中，超重人群占34.8%，肥胖人群占14.1%。超重率和肥胖患病率北方地区均高于南方地区，男性高于女性，且男性患病率峰值年龄小于女性。

【知识解答】 2023年，中国人民解放军总医院母义明教授团队发表了中国肥胖患病率及相关并发症的报告，绘制了一幅数字版的"中国肥胖地图"。按照我国超重和肥胖的BMI分类标准，1 580万成年受试者中超重（24千克/米²≤BMI<28千克/米²）人群占34.8%，肥胖（BMI≥28千克/米²）人群占14.1%。我国北方地区的超重率和肥胖患病率均高于南方地区，其中，超重率排名前三的是内蒙古、山东和河北，分别为37.1%、37.1%和36.6%。男性超重率和肥胖患病率高于女性，男性中超重的比例为41.1%，而女性为27.7%；男性中肥胖的比例为18.2%，而女性为9.4%。超重率和肥胖患病率在不同年龄段的男性和女性之间存在差异：男性中青年阶段肥胖患病率增加，而女性迈入老年后肥胖患病率增加；男性超重率在50～54岁达到峰值，女性在65～69岁达到峰值；男性肥胖患病率在35～39岁达到峰值，女性在70～74岁达到峰值。世界肥胖联合会预测，到2035年，中国成年男性的肥胖患病率将接近20%，成年女性的肥胖患病率将超过15%。

4. 明明不重却穿衣显胖? 该看看你的体脂率啦!

【敲重点】体脂率决定了身材,在身高、体重数据一样的情况下,体脂率较低的人看起来更纤细。

【知识解答】体脂率是指人体内脂肪重量在人体总体重中所占的比例,又称体脂百分数,它反映人体内脂肪含量的多少。体脂率决定了身材,在身高、体重数据一样的情况下,体脂率较低的人看起来更纤细。男性正常体脂率在10%~20%之间,女性在17%~30%之间。体脂率主要有4种测量方法:

(1) 通过目测的方法,可以了解自己的体脂状况。不同体脂率的上半身情况有所不同。

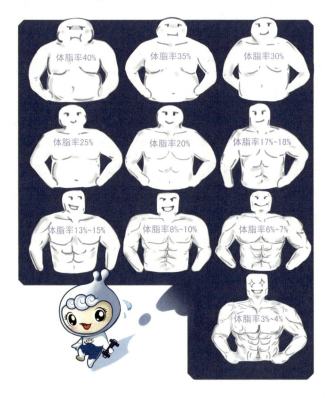

（2）使用专业的仪器进行测量，如健身房中专门测体脂率的仪器或家用体脂秤。仪器测量的结果也只是一个估值，在减肥的过程中，我们只需要大概了解自己的体脂状况及变化就可以了。

（3）人的体脂状况基本上是反映在腹部的，使用脂肪卡尺测量腹部的脂肪厚度也可以了解自己的体脂率。

（4）如果没有仪器，下面的公式也能估算出大概的体脂率：

$$体脂率 = (a-b)/体重(千克) \times 100\%$$

其中，$a=$ 腰围（厘米）$\times 0.74$，$b=$ 体重（千克）$\times 0.082+34.89$（女性）或 44.74（男性）。

5. 胖瘦真的由基因决定吗？

【敲重点】肥胖确实受基因的影响，生活习惯和环境对于体重的影响也非常大。健康的生活方式和饮食习惯等是调控肥胖基因表达的有效途径。

【知识解答】胖瘦真的由基因决定吗？这是一个十分复杂的问题。目前研究已经发现110多个与亚洲人肥胖相关的基因。其实，几乎每个人都携带肥胖基因，只是携带肥胖基因的数量不同，导致每个人患肥胖的风险不同。从20世纪初到现在，人类肥胖的比例是明显上升的，而人类的基因并没有太大的改变，改变的只是环境因素，这更加说明了后天生活习惯和环境对于体重的影响非常大。已有研究显示肥胖基因的表达与生活方式、饮食密切相关，健康的生活方式、饮食习惯，良好的情绪和心理，以及运动都是调控肥胖基因表达的有效途径。因此，保持健康的生活方式和饮食习惯是能够控制遗传因素带来的风险的。

6. 研究实锤，体重轻不等于瘦！小心隐性肥胖

【敲重点】 隐性肥胖是指 BMI 正常或消瘦，但体脂率超标的状态，亦可称之为正常体重肥胖，对人体健康亦有很大危害。

【知识解答】 不少人可能都有这样的疑问，明明自己体重不是特别重，但腹部、四肢却有赘肉，整个人看上去体态松垮，没有曲线。这你可要当心了！因为，你可能是一名隐性肥胖患者。

隐性肥胖可称为正常体重肥胖，具体来说，隐性肥胖不是形体上表现出的"肥胖"，而是身体肌肉量下降、脂肪量上升造成的一种特殊"肥胖"状态。一项横断面研究测量、比较了隐性肥胖人群与正常体重健康人群在身体成分、骨骼肌功能、代谢水平和心血管代谢风险方面的差异，结果显示，与正常体重健康人群相比，隐性肥胖人群在肥胖相关指标（体脂率、去脂体重、内脏脂肪）、肌肉健康参数（握力、相对握力）以及综合健康与肥胖指数方面（脂肪质量/握力、握力/去脂体重、相对握力/内脏脂肪质量）表现较差。隐性肥胖除了会引起腹型肥胖、脂肪量增加外，还会导致机体肌力下降、高血压、空腹血糖升高、总胆固醇升高及高密度脂蛋白胆固醇水平降低，这些变化将大大增加心血管代谢异常的发生率。

7. 什么是中心性肥胖？

【敲重点】中心性肥胖是以腹部脂肪堆积为特征的肥胖，俗称肚子大。我国人群的中心性肥胖诊断标准为男性腰围≥90厘米，女性腰围≥85厘米，或男性、女性腰臀比>1。

【知识解答】中心性肥胖以脂肪聚集在躯干部和腹内为主，内脏脂肪增加、腰部变粗、四肢相对较细，多称为"苹果形肥胖"，此类肥胖更易发生糖尿病等代谢性疾病，男性多见。内脏脂肪蓄积与代谢紊乱及心血管疾病的相关性较强，亦称病态肥胖，会同时导致脂肪心、脂肪肝、脂肪肾、脂肪胰等器官功能异常。

腰围及臀围测定为临床上常用的判断中心性肥胖的简易辅助指标。腰围及臀围的测量方法：被测量者取立位，测量腋中线肋弓下缘和髂嵴连线中点的水平位置处体围周长即腰围；测量经臀峰点水平位置处体围周长即臀围。腰臀比＝腰围/臀围。我国成年男性腰围≥90厘米，成年女性腰围≥85厘米，或男性、女性腰臀比>1即可诊断为中心性肥胖。

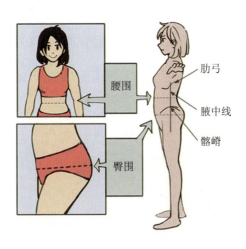

8. 肚子越大，脑子越伤吗？

【敲重点】 2023年在《柳叶刀》子刊上刊登的一项研究揭示了肥胖的又一大危害——肚子越大，脑子越伤。具体来说，内脏脂肪每增加0.27千克，相当于认知年龄衰退了0.7年。

【知识解答】 2023年2月在《柳叶刀》子刊上刊登的一项针对近万名亚洲人群的研究揭示了肥胖的又一大危害——肚子越大，脑子越伤。内脏脂肪和BMI的升高与认知能力下降之间存在因果关系。具体来说，内脏脂肪增加，认知能力便会随之下降，每增加0.27千克，相当于认知年龄衰退了0.7年。那哪些习惯专门胖肚子呢？

（1）吃太咸。国内外的多项研究都表明，盐是独立于热量摄入之外的肥胖风险因素，让人长胖、长肚子。

（2）大量摄入超加工食品，如碳酸饮料、饼干、薯片等，这类食品的特点是热量高而营养价值低，摄入过多不仅容易发胖，还会造成营养不均衡。

（3）不爱吃蔬菜。长期少吃蔬菜甚至不吃蔬菜会直接造成饮食结构不合理、营养不均衡；还会由于摄入膳食纤维过少而导致肠胃蠕动缓慢，引发肥胖、便秘等问题。

（4）吃饭速度过快。吃饭速度过快会导致血糖快速上升，身体就会开启降糖机制，将多余的葡萄糖转化成脂肪储存起来，从而导致肥胖。

（5）久坐。有研究显示，每天多坐1.5小时，腰围增加0.57厘米，体脂肪也会增加0.44%。而如果每天把30分钟坐着的时间拿出来做中高强度运动，体脂肪就可以减少1.3%，内脏脂肪也可以减少。

9. 为什么有的人喝凉水也长肉？

【敲重点】基础代谢决定了每天能消耗多少热量。可以通过调整基础代谢，提高身体消耗热量的能力，从而实现健康有效地减肥。

【知识解答】很多人身边都有两类"走极端"的人：怎么吃都不胖的人与喝凉水都长肉的人。这其实与人体的基础代谢密切相关。

基础代谢是指清醒静息状态下维持机体细胞、器官正常功能和稳态所需要的热量消耗。一般来说，一个健康的成年人基础代谢是每天 1 000～1 200 卡路里（简称卡；1 卡路里 ≈ 4.2 焦耳），所以即使躺着不动，身体也会消耗热量。当然了，每个人的基础代谢会有一些差异，会受到年龄、性别、环境温度、身体机能、营养状况等多方面的影响。

我们日常的热量消耗主要包括 3 部分。其中，基础代谢是"耗能大户"，占每日热量消耗的 60%～70%。我们通过咀嚼、吞咽、消化、吸收和储存食物消耗的热量，属于食物

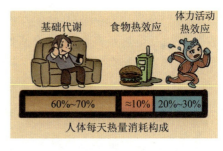

人体每天热量消耗构成

热效应，约占每日热量消耗的 10%。运动和非训练性体力活动都属于体力活动热效应，一般占到每日热量消耗的 20%～30%。当基础代谢消耗的热量+运动消耗的热量>饮食摄入的热量时，就可能会出现怎么吃都不胖的"神奇"现象。而喝凉水都会胖，可能是在喝凉水的同时东西没少吃，或是热量消耗太少了。

那该怎样增加自己的基础代谢呢？运动就是一个很好的方式。经常运动不仅会增加运动时的热量消耗，就连在休息的时候也会消耗更多热量。所以，运动起来不仅更容易减肥，也更容易保持体形。

10. 越忙越胖？当心"过劳肥"！

【敲重点】"过劳肥"是由于工作忙、压力大、作息不规律、饮食不节制、情绪不稳定等因素导致的越来越胖的一种现象。IT工作者、广告行业工作者、金融行业工作者、医务工作者、媒体从业者以及律师等是最容易患上"过劳肥"的人群。

【知识解答】"过劳肥"不是过度劳动造成的，而是过度劳累所致。过劳是原因，肥胖是结果。久坐办公室、工作压力大的人群都是"过劳肥"的高发人群，如IT工作者、广告行业工作者、金融行业工作者、医务工作者、媒体从业者以及律师等人群。

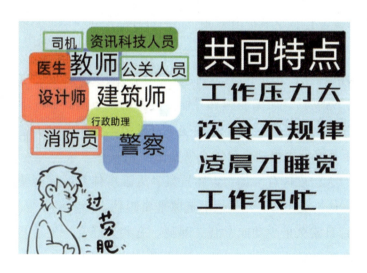

"过劳肥"常有五大诱因：

第一，工作压力大，精神紧张，过度劳累。

第二，久坐，缺乏运动。长时间窝在座位上不动，很容易造成脂肪蓄积，催生肥胖和大肚腩。

第三，缺乏睡眠造成激素水平失调。瘦素是维持体重不超标的重要激素，缺觉会影响瘦素分泌。此外，睡眠不足往往会引起精神不振，"懒得动"使得脂肪进一步蓄积。

第四，饮食不规律。很多人靠吃释放压力，导致食物摄入过多，热量过剩引起肥胖。另外，由于工作忙碌，一些人饮食不规律，晚上应酬较多，或者饥一顿饱一顿，这些都会给长胖埋下隐患。

第五，喝水少。水分摄入不足会造成消化吸收受阻，使得脂肪更容易在体内蓄积。

11. 导致小腿粗的原因有哪些呢？

【敲重点】除了遗传因素外，我们日常的生活和运动习惯是导致每个人小腿粗细不一的重要原因。

【知识解答】小腿由表面到深层分别为表皮、真皮、皮下组织（包括皮下脂肪）、肌肉筋膜和骨骼。过多的皮下脂肪、皮下水肿或者发达的肌肉都可能导致小腿围变大、视觉上变粗。除了遗传因素外，以下几个原因可能会导致小腿变粗。

（1）大强度体育锻炼：毋庸置疑，大强度体育锻炼会使小腿肌肉健壮，从视觉上看，小腿会看起来非常粗壮。

（2）日常久坐少动或常跷二郎腿：有些人经常一坐就是几个小时，肌肉缺少运动会导致下肢血流减慢、淋巴回流减少，一天下来小腿肿胀，腿围比早上增加不少。而常跷二郎腿也会阻碍腿部血液和淋巴循环，导致下半身浮肿，长此以往还容易形成血栓。

（3）走路姿势不对：人正常走路时，应是大腿前外侧发力，小腿外侧辅助发力。而伸髋不足将会导致小腿肌肉代偿发力，于是小腿逐渐变得粗壮起来。踮脚或跳跃步态走路，则改变了腿部的受力状态，原本该足跟承受的重量由小腿肌肉代偿，导致小腿肌肉紧张，时间一长，小腿也就变得粗壮了。

（4）穿的鞋子不合适：很多女性喜欢穿尖头鞋或高跟鞋。殊不知，尖头鞋会压迫脚部神经，阻碍腿部的血液循环；而高跟鞋使小腿承受了过重的重量，小腿后部的肌肉持续收缩，久而久之小腿就会变粗。

12. 6种肥胖，你属于哪一种？

【敲重点】肥胖的6种类型分别是饮食型肥胖、代谢型肥胖、水肿型肥胖、压力型肥胖、懒惰型肥胖和静脉型肥胖。根据不同类型肥胖有针对性地减肥，效果更好。

【知识解答】想要减肥，得先知道自己属于哪一类型肥胖，对症下药才能见效快，一起来看看吧！

（1）饮食型肥胖：饮食型肥胖者多体现为上半身肥胖。这类人多喜欢吃高盐、高脂、高糖等"三高"重口味食物，吃饭没有节制。

（2）代谢型肥胖：代谢型肥胖者多体现为腹部偏胖、肚子凸出，嗜睡怕冷。这类人一般有节食减肥史，基础代谢能力弱，易增加患糖尿病、冠心病、高血压的风险。

（3）水肿型肥胖：水肿型肥胖者一般腿部、臀部赘肉堆积过多，脸和头发爱出油，晨起眼睛和脸容易肿。

（4）压力型肥胖：压力型肥胖者一般腰部一周肥胖，他们大多压力大，心情郁闷，易暴饮暴食；烦闷气郁，情绪低落，睡眠质量差。

（5）懒惰型肥胖：懒惰型肥胖者通常缺少运动，能坐着就不站着，能躺着就不坐着；经常瘫着，脊椎易受压迫，站不直。

（6）静脉型肥胖：静脉型肥胖者体形上表现为腿部赘肉多。主要由下肢血液循环不畅导致，易出现在腿部长时间不活动的人或孕妇人群中。严重的下肢血液循环不畅、赘肉脂肪堆积会影响运动能力。

13. 健康管理，从管理体重做起

【敲重点】理想体重是健康管理的第一步，科学安全的体重管理可有效预防超重与肥胖的发生，也是超重、肥胖人群可实现的健康最大化干预措施。

【知识解答】体重管理即让自己的体重处于合理、可控的范围内，既不会迅速增重，也不会快速减重。科学安全的体重管理可有效预防超重与肥胖的发生，并且是超重、肥胖人群可实现的健康最大化干预措施。"健康管理，理想体重"不只是口号，而是我们日常生活中重要的一部分。只有结合定期体检，及时获取专业人士的科学指导，建立良好的行为习惯，养成健康的生活方式，才能保持健康体重，远离疾病，不断提高自身的生活质量。

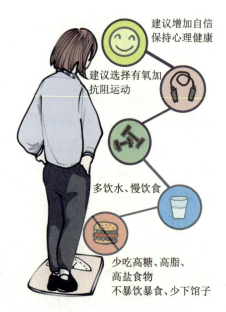

建议增加自信 保持心理健康

建议选择有氧加抗阻运动

多饮水、慢饮食

少吃高糖、高脂、高盐食物 不暴饮暴食、少下馆子

14. 何为"减肥"？是减重还是减脂？

【敲重点】减肥不能简单地看体重数字，更要关注脂肪和肌肉的含量，真正的减肥是降低身体脂肪的含量。

【知识解答】很多人以为减重就是减脂，体重下降了就是减肥成功了，其实不然。体重包括了水分、脂肪、肌肉、骨骼等组织的重量，而肥胖的关键是体脂率超标，也就是脂肪含量超标。如果减肥的过程中减掉的主要是身体的水分、肌肉、代谢废物，这样是无法真正瘦下来的；只有减掉身上的赘肉，也就是脂肪，才能真正瘦下来。

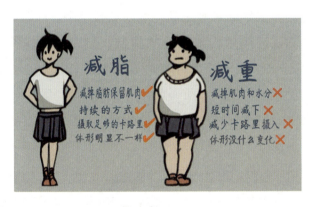

减肥成功与否不能单单看体重数字，更要关注脂肪和肌肉。相同体重的两个人，体内脂肪含量越高的看起来越胖，肌肉含量越高的看起来越瘦。真正的减肥，是要尽可能保证瘦体重（去脂体重）不变的同时，降低身体的脂肪含量，既减重也减脂。如果减掉的是脂肪，就会得到健康漂亮的身材，减肥是成功的；如果减掉的是肌肉，身材不会变漂亮，减肥是失败的。所以减肥过程中不仅要每天称体重，还要定期进行体成分检测，看看体内脂肪和肌肉的变化。

15. 怎样才算科学减重？

【敲重点】科学减重是以合理饮食与运动锻炼为基础的，简单地讲就是大家熟知的"管住嘴、迈开腿"。

【知识解答】科学减重需要注意以下几点。

（1）合理营养，均衡膳食：可以参照中国居民平衡膳食宝塔，建议在限制总热量的情况下，尽量控制脂肪和精制碳水化合物（简称碳水，也称为糖类）的摄入比例，增加粗粮、蔬菜、水果等摄入，同时保证有足够的优质蛋白。

（2）养成良好的饮食习惯：饮食要规律，不要暴饮暴食，三餐按时吃，吃的时候尽量减慢速度，做到细嚼慢咽。同时忌烟酒，拒绝高糖、高脂、高热量的食物（如蛋糕、巧克力及各种膨化食品等），尽量减少加工肉（培根、火腿等）的摄入。

（3）注意进食顺序：饭前喝点儿热水或清汤，然后从蔬菜开始，再吃鱼、肉等蛋白质食物，最后才是主食。这样的进食顺序不但能均衡饮食，也能减少热量摄取，有利于控制体重。

（4）增加运动：科学减重推荐采用有氧运动结合抗阻运动的模式。有氧运动，如快走、慢跑、游泳、骑自行车等，每周5~7天，每天至少30分钟。抗阻运动，如借助弹力带、哑铃等器械进行运动，每周2~3天，间隔开进行。

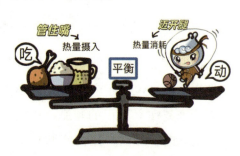

16. 运动锻炼能否承担减肥"大任"？

【敲重点】 只靠运动锻炼是无法承担减肥"大任"的。应先通过调整饮食结构和控制饮食量，不吃或少吃高热量食物的方法，逐步减轻体重10%左右；然后，在继续控制饮食的基础上增加运动锻炼，效果更佳。

【知识解答】 热量的消耗主要分为三部分：① 基础代谢，为热量消耗的主要部分，占消耗总热量的60%~70%；② 身体活动与运动锻炼消耗的热量，占消耗总热量的20%~30%；③ 食物热效应，消化吸收食物需要消耗的热量，占消耗总热量的10%左右。

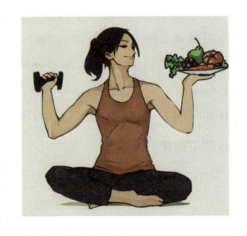

从热量消耗分析可以看出，运动锻炼消耗的热量不是主要部分，并且每个人的运动能力有限，尤其是过于肥胖者，很难坚持运动。这也是只靠运动锻炼是无法承担减肥"大任"的原因。减肥的正确操作应该是：首先通过调整饮食结构和控制饮食量，不吃或少吃高热量食物的方法，逐步减轻体重10%左右。然后，在继续控制饮食的基础上增加运动锻炼，可以增加热量消耗，减少肌肉流失，维持基础代谢水平，达到持续、健康减肥的目的。

17. 减重速度多快比较合理？

【敲重点】从健康的减重进度来评估，比较安全、有效、健康的减重速度是每周减 0.5~1 千克，每月减 2~4 千克。

【知识解答】减多少体重要根据自己的体重基数确定，可通过体成分分析检查，了解体内多余的脂肪含量，确定具体减重目标。在 6 个月内将体重降低 5%~10% 是有利于维持健康状态的减重目标。对于重度肥胖者，体重在 6 个月内可降低 15%~20%。减重速度不宜贪快，以每周减重 0.5~1 千克为宜。这个小目标比大目标更容易实现，也能避免过快减重给身体带来的伤害。

因为减重主要是为了减脂肪，而脂肪每周减去的幅度不会太大，所以减得太快太多时往往减的是水分。水分的变化是很大的，一天内水分波动可以在 1.5~2.5 千克。减重是一种对自己健康负责任的行为，切勿本末倒置，为了追求速度而忽略了健康。

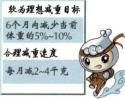

较为理想减重目标
6个月内减少当前体重的5%~10%
合理减重速度
每月减2~4千克

18. 减重中的身体成分变化

【敲重点】研究发现，减重早期，非脂肪体重减得更多；减重后期，体重下降速度虽然减慢，但是减掉的基本上都是脂肪。

【知识解答】人的身体是由水、蛋白质、脂肪、无机物 4 种成分构成的，其正常比例是：水占 55%，蛋白质占 20%，脂肪占 20%，无机物占 5%。人体成分均衡是维持健康状态的最基本的条件。

减重早期（前 4 周），在限制热量摄入后，男性减掉的 60%、女性减掉的 50% 是非脂肪体重；而在后期（20 周后），男性减掉的 35%、女性减掉的 24% 是非脂肪体重。也就是说减重刚开始的时候，每减掉 0.5 千克体重，里面只有不到一半是脂肪，其他都是瘦体重，包括水分、蛋白质和糖原；而到了 20 周之后，每减掉的 0.5 千克体重里大部分是脂肪。但是不经过前面的过程，也无法让身体达到之后的减脂期。这更加说明了减重不是一蹴而就的，如果只是反复经历早期体重快速下降的过程，可能会减掉更多的非脂肪体重。

19. 减重期间为什么肌肉会流失？

【敲重点】热量缺口过大时，身体需要通过分解蛋白质来提供热量，所以当体重快速下降时，减掉的那部分体重除了水分与脂肪以外，还包括一部分肌肉。

【知识解答】当我们谈到肌肉生长的问题时，说得最多的可能就是饮食（或者说是蛋白质）和力量训练，但是还有一个重要因素却较少提到，它就是热量条件，也就是热量摄入>热量消耗（至少绝大多数情况下都是如此）。但是在减重过程中，需要热量摄入<热量消耗才行。尤其是很多人为了实现减重目的，采取极端的方法，比如节食、大量的有氧运动，或者是节食并配合大量的有氧运动，这种做法虽然会让人瘦得很快，但也意味着热量缺口过大，身体需要分

解蛋白质来提供热量。所以当体重快速下降时，减掉的那部分体重除了水分与脂肪外，还包括一部分肌肉。因此在减重过程中，想要避免肌肉的流失几乎是不可能的事情。

20. 怎么做才能在减掉脂肪的同时尽可能留住肌肉？

【敲重点】饮食上，除了要重视蛋白质的摄入，还要重视碳水的摄入；运动上，则要把力量训练提上日程并且坚持下去，除此之外就是保证充分的休息与良好的情绪。

【知识解答】减脂需要热量缺口的存在，但并不意味着热量缺口越大越好。热量缺口越大，肌肉流失的风险就会越高。一般情况下，建议热量缺口在 300～500 千卡。想要减脂的同时尽可能留住肌肉，需要注意以下几个方面。

（1）饮食上，要做到膳食均衡。除此之外，为了降低肌肉流失的风险，还要特别重视碳水与蛋白质的摄入。

（2）运动上，更建议的运动方法是力量训练，力量训练可以对肌肉产生更好的刺激，从而为肌肉的生长创造更好的条件，并且力量训练消耗的热量也不低。

（3）休息与情绪同样重要。充足的睡眠有利于激素水平的调控，有利于缓解压力、降低皮质醇水平；情绪也很重要，情绪不稳定会导致皮质醇水平升高，而皮质醇水平较高不但不利于脂肪的分解，也不利于肌肉的合成。

21. 20个小窍门助你减肥成功!

【敲重点】只要在生活方式上做一些适当调整,不用购买专门的减肥食品,不去健身房,也无须报名费用昂贵的减肥训练班,一样能持久且稳妥地减肥。

【知识解答】一起来学习减肥的小窍门吧!

(1)多喝水。水是最廉价、最安全的食欲抑制剂。

(2)冰箱宜常空。减少可供选择的食物,食欲也会降低。

(3)用好各种调味品。生姜、辣椒、胡椒等各种调味品能使机体耗脂能力提高。

(4)保证充足睡眠。

(5)多咀嚼,慢点吃。

(6)不饮酒,不吃精粉面包及高糖、高脂肪食物。

(7)吃早餐。早餐能提供一天的热量,降低午饭时的饥饿感。

(8)如果产生了强烈的食欲,就听音乐吧。研究发现听音乐可以激发大脑的快感中枢,使人乐而忘饥。

(9)常饮绿茶。饮用绿茶会加速人体热量的消耗。

(10)增加吃零食的难度。将零食放在隐蔽的、不易看到的地方。

(11)到户外享受阳光。阳光有助于抑制食欲。

(12)上楼时不乘电梯,选择爬楼梯。

(13)跳绳是一项非常棒的体育运动,能使全身肌肉都得到锻炼。

(14)吃水果,不喝果汁。

(15)选择小的碗盘。

(16)多吃蔬菜。蔬菜热量低、体积大,膳食纤维丰富。

(17)少吃精加工的食物。可以参考"211饮食法",即"2拳头大的非淀粉类蔬菜+1拳头大的蛋白质食物+1拳头大的主食"。

（18）蛋白质要吃够。早餐选择蛋、奶，午餐选择瘦肉，晚餐选择豆制品，每餐一拳头大的量。

（19）饭后刷牙，不仅可以保持口气清新，且刷完牙后能降低再吃东西的欲望。

（20）将健身生活化，把做家务当作另类健身运动。

22. 每逢佳节胖三斤，科学应对怎么做？

【敲重点】节后减肥要调整作息、适量运动、控制饮食，切勿使用所谓的"特效减肥药"。

【知识解答】每逢佳节胖三斤，节后减肥也要科学应对。

（1）调整作息：睡眠不足会干扰瘦素分泌，容易让人食欲增加，尤其渴望富含脂肪的食物。尝试着每天睡够7小时，早睡早起，恢复正常作息。

（2）适量运动：每天可以花30分钟进行有氧运动，运动后慢慢喝水，使肠胃蠕动增加。

（3）饮食控制：① 合理的进餐节奏。三餐要规律，戒掉夜宵、零食和饮料。吃饭时要放慢节奏、细嚼慢咽、专心进食，不要狼吞虎咽或三心二意。② 合理的进餐顺序。先喝清淡的汤，再吃蔬菜，后吃鱼类、肉类以及豆类等富含蛋白质食物，最后吃主食。这样的进餐顺序在增强饱腹感的同时，可有效补充矿物质和膳食纤维。③ 合理的食物选择。节后饮食要坚持少油、少盐、少糖，清淡饮食，多食蔬菜，八分饱的基本原则。

（4）切勿使用所谓的"特效减肥药""减肥偏方"，以免影响身体健康。

二 減重減脂——心理篇

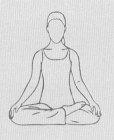

23. 肥胖会造成哪些心理问题？

【敲重点】肥胖不仅会影响外形和身体健康，还会造成心理疾病！

【知识解答】"肥胖的时候，连喝水都会长肉！"这是很多肥胖者的心理暗区。肥胖除了会影响个体的形象外貌、健康状况，更会攻击他们脆弱的内心世界。肥胖者容易产生自卑心理，导致个性孤僻、性格内向、没有自信，甚至滋生心理疾病。

（1）焦虑症：肥胖者容易长期处于精神过度焦虑的状态。

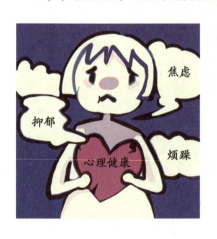

（2）抑郁症：任何细微小事都会造成心情低落，对任何事都提不起兴趣，思想消极，甚至产生自杀、自伤的想法或行为。

（3）双相情感障碍：在焦虑、狂躁和抑郁、消沉中来回摆动。

（4）睡眠障碍：夜晚失眠、早醒、有呼吸暂停综合征等。

（5）厌食或过度进食：由于有意识地节食产生心理上对食物的厌弃，或是情绪不佳时难以自控、没有节制地吃东西。

不过，不是所有肥胖者都会出现心理问题，也不是所有心理问题都与肥胖有关，很多因素都会影响它们之间的关联。

24. 树立正确的减肥观念很重要！

【敲重点】在减肥中，树立正确的观念，明确减肥目的，是很重要的！

【知识解答】减肥不仅是身体的挑战，也是心理的考验，在开始减肥行为前，树立正确的减肥观念至关重要。

（1）做好减肥的心理准备：减肥是一种特殊的生活状态，它从饮食、运动、睡眠、心理等方面全方位地改变了原来的生活方式，要充分调动个体的主观能动性去形成新的生活习惯，并且将持续一段较长的时间。

（2）明确减肥目的：在减肥开始前，需要明确自己减肥的目的是什么，是想要改变外形，还是减少或避免疾病的发生，或是培养健康的生活方式……只有明确了减肥的目的，才能够促进正确的减肥观念的形成。

（3）理性思考，合理规划目标：根据自己的减肥目的，结合自身的身体状态及身高、体重、腰围、体脂率等指标，制订减重预期目标和计划。

正确的价值观可以提高行为的有效性，科学树立减肥观念，做好心理预期，你就向减肥成功迈出了第一步。

25. 如何通过改变心态来达到减肥目标?

【敲重点】 减肥中的心理学需要我们关注自己的心态和行为。通过设定明确的目标、保持积极的心态、学会自我激励和放松,从而更好地达到减肥目标。

【知识解答】 三分练,七分吃,心态是基础!减肥不仅仅是一个生理过程,更是一个心理过程。很多时候,我们的心态和行为都会影响到减肥的效果。那么,如何通过改变心态来达到减肥目标呢?

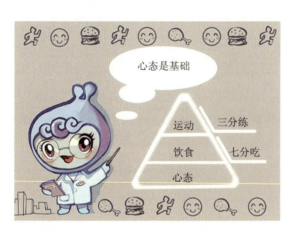

首先,要有明确的减肥目标。明确的目标可以帮助我们保持动力,让我们在遇到困难时不轻易放弃。

其次,要保持积极的心态。积极的心态可以帮助我们更好地应对减肥过程中的压力和挑战。当我们遇到挫折时,要积极地看待问题,从中找到解决问题的方法。

再次,要学会自我激励。自我激励可以帮助我们在减肥过程中保持动力。我们可以设定一些小目标,每达成一个小目标就给自己一些奖励,以此来激励自己继续前进。

最后,要学会放松。过度的压力和不愉快的情绪会影响我们的减肥效果。因此,要学会适当地放松自己,让自己保持良好的心态。

26. "近瘦者瘦"是真的吗?

【敲重点】 朋友的体重也会影响你的体重,与同伴一起减肥,主动寻找减肥朋友圈,利用趋众效应,可以有效提高减肥成功的概率。

【知识解答】 "近瘦者瘦"这一说法是指,与体重接近的人更容易成为朋友,但并不意味着与瘦人接触就一定会变瘦。人类具有社会属性,生活中离不开朋友和同伴,而且关系越亲密,互相之间的影响力就越大。生活中可以发现,肥胖似乎具有某种"传染性",并在家人和朋友间传播,这提示我们,与同伴一起减肥,找到那些也有减肥需求的朋友,设立共同目标,分享减肥心得和经验,互相监督、鼓励和支持,可以促进减肥的成功。构建减肥朋友圈,通过一些集体活动,如爬山、骑行、聚会等,增加减肥的乐趣和动力,互相交换健康食谱,交流减肥进展和困惑,在丰富日常生活的同时,也可以建立起更加紧密的友谊,共同奔赴健康的生活。

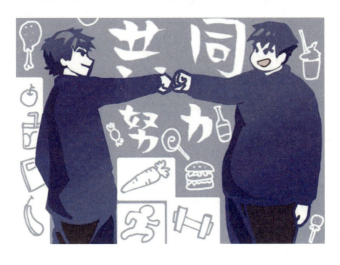

27. 减肥的8个心理学常识

【敲重点】 结合这8个心理学常识,巧用心理因素,有助于达到减肥效果。

【知识解答】 利用好以下8个减肥中的心理学常识,有助于达到减肥效果。

(1) 吃得快 vs 吃得慢:吃得快和吃得慢,哪种方法可以减少进食量?国外一名医生对此展开了一项实验,结果发现一餐中,先以正常速度进食,再放慢速度,要比全程放慢速度进食吃得更少。

(2) 将食物移出你的视线:只需要将食物放在视线范围之外,或是放在让你难以拿取的地方,比方说高高的橱柜或是地下室,就能对你的吃喝产生重要的影响。

(3) 学会认真吃东西:吃饭时如果分散精力去聊天、看电视,就不会注意到进食的分量,也会忽视身体发来的饱腹感信号,因此会吃得更多一些。

(4) 选择小容量的餐具:使用大容量的餐具时,视觉上会显得食物分量变小,从而不知不觉吃得更多。因此,要想降低进食量,就餐时尽量使用容量小的餐具。

(5) 了解食物的热量值并记录饮食:训练一下自己对各种食物所含的热量的记忆力,每天记录自己的饮食,会帮助自己将每天的饮食量化,有助于打破之前的不良习惯,从而让自己吃得更少一些。

(6) 每天反省自己:每天回想一下自己是否完成了预期计划,运用后悔、遗憾等意识中蕴含的力量,促进第二天完成减肥计划的行为。

(7) 学会收拾家庭:整洁、明亮的环境会优化人们的心理和情绪，同时在整理家庭环境时的劳动，也会消耗体能，比如拖地、洗碗等。

（8）学会关注镜子中的自己：有时候，看到自己在镜子里的模样，会更关注自己的体形，从而形成减肥的动力。

28. 运动为何能使人快乐？

【敲重点】运动可以改变体内多巴胺、血清素、内啡肽等物质或激素的分泌，增强身体能量，提升情绪水平，内源性缓解疲劳和困倦，使人感到更加快乐。

【知识解答】研究发现，运动时，大脑会释放大量多巴胺、血清素、内啡肽等神经递质或激素，激活下丘脑-垂体-肾上腺轴并刺激皮质醇的释放，从而提升情绪水平，缓解压力，甚至可以改善注意力、记忆力和解决问题等认知功能。多巴胺和血清素在调节意识、记忆力、注意力和影响情绪、睡眠、食欲等方面发挥重要作用，而内啡肽有助于缓解疼痛、减轻压力并增强整体幸福感，从而改善睡眠状态，提高身体抗压能力。

定期运动可以帮助身体更好地入睡，保持全天的清醒和活力，良好的锻炼产生的积极作用有助于解决生活中的问题，使人更加自信，减少焦虑。有研究表明，定期运动可以引导神经建立新的联系，改善大脑功能，对减轻抑郁症状有一定作用。

29. 如何根据情绪状态选择不同的运动方式?

【敲重点】 情绪低落、沮丧的时候,可以通过锻炼来改善自身状态,关键在于选择正确的运动方式。

【知识解答】 当感到缺乏能量或效率低下时,举重和瑜伽是最好的锻炼类型。情绪低落的时候适宜进行多肌群联合运动,包括多功能力量训练动作,如负重训练、波比跳、单臂划船等。这些运动可以提升大脑的活力,让自己有成就感。

当感到压力或者焦虑时,为了对抗和缓解这些不舒服的情绪,适宜练习深呼吸和瑜伽。单纯的呼吸运动可以帮助过度工作的神经系统平静下来,降低心率,而且这种运动在任何地方都可以进行。

当感到困倦的时候,需要做一些放松的运动,建议练习普拉提。不仅可以在运动中躺下,而且很多动作可以加速血液流动,使身体感到松弛,驱除困意。

当感到快乐的时候,就更适合运动了,只要是自己喜欢的运动都是最好的锻炼方式,建议这个时候适当延长运动时间、增加运动量,快乐和幸福的感觉都会被放大。

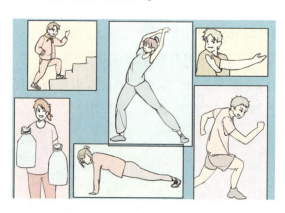

30. 告别半途而废的减肥，用心理学助力你的减肥！

【敲重点】减肥时，找到适合自己的减肥方法很重要，而决定减肥能否成功的，不是高超的减肥技巧，而是如何开始并持续坚持！

【知识解答】减肥贵在坚持，很多人刚开始减肥时，热情高涨，恨不得24小时不停地执行减肥计划，然而"行百里者半九十"，一段时间过去，还能坚持完成计划的人并不多。这里介绍4个心理学知识，也许可以助力减肥。

（1）飞轮效应：推动飞轮时，刚开始必须用很大力气。反复推动飞轮旋转，直到飞轮的自重和冲力变为推动力，此时不需要再费很大力气，飞轮就会不停地快速转动。同理，减肥刚开始时，需要使用意志力与懒惰和食欲做对抗，这个过程不会很舒服，但是若能坚持一段时间，身体就会逐渐发生变化，自动养成良好的饮食和运动习惯，让"减肥飞轮"形成自转，越减越轻松。

（2）鸟笼效应：当你拥有一只鸟笼时，为了避免鸟笼空置，你往往会被迫买只鸟，因此最开始就应该扔掉鸟笼。同理，减肥时，应尽早丢弃零食、饮料等干扰物，准备好健康食品，降低环境的负面干扰。

（3）沉没成本：在现在的时间点之前发生并且不可撤回的花销，不应该影响当前的决策。同理，若是减肥期间某一天，实在无法控制食欲，吃了几口之后，想着："反正已经吃了，索性多吃几口，明天再减。"刚开始吃的几口，就是沉没成本，你为了它，放纵自己吃得更多，于是变得更胖。正确的做法是，及时止损，别为了已经付出的代价，损失更多！另外，正向利用沉没成本对减肥有积极的促进作用。当你连续减肥半个月，却收效甚微，你在纠结是否应该放弃时，如果这样想："都已经坚持15天了，何不坚持一个月，不然前面的苦都白吃了。"就又可以坚持下去了。

（4）南风效应：北风使劲吹，试图吹掉行人的衣服，结果行人觉得冷，反而把大衣裹得更紧；南风自带暖意，吹向行人，结果行人因为觉得热，立刻脱掉大衣。应用在减肥上，如果采用极端的减肥方法，虽然可以很快看到效果，但是一旦松懈下来，体重会立刻反弹；相反，采用循序渐进的方法，养成良好的饮食和运动习惯，把它变成日常习惯，让体重稳步下降，才会长期持久地维持好身材。

31. 正常的减肥会减成厌食症吗？

【敲重点】正常的减肥虽然也会减少进食量，但是不会轻易演化成厌食症，厌食症的发生与生理、心理、社会文化等多方面因素有关。

【知识解答】厌食症是一种进食障碍，正常的减肥很少会变成厌食症，厌食症的发生与生理、心理、社会文化等多方面因素有关。比如身体的胃肠功能紊乱，可能会引起生理性厌食；心理受挫后产生自卑情绪，或是家庭成员间关系紧张，导致整个家庭氛围僵化时，也可能会引起心理上的变化，从而引发进食障碍；社会文化中，崇尚以瘦为美，偏好"白骨精"，也会增加厌食症的风险。如果怀疑自己有进食障碍，首先要做的就是及时就诊治疗，而不是自己硬扛。

32. 心理疾病可导致过度减肥，自卑抑郁增加"心理重量"

【敲重点】 决定减肥的原因可能有很多种，只要是积极、健康的减肥都是值得鼓励和提倡的，但是要警惕过度减肥的行为，这往往与心理疾病有关。

【知识解答】 有过度减肥行为的个体集中于心理压力大、发泄途径少的人群，如青少年自尊心较强，若是性格内向，不善表达和发泄，在面对挫折时，产生自卑、抑郁的心理，此时期望通过改变外在来获得成就感，再加上模仿欲强，易受社会舆论影响，是较容易出现过度减肥行为的；职场人士面临复杂的生活与社会问题，所承受的压力较大，往往陷入期待与失望的自我矛盾之中，当社会压力超过个体所能承受的压力时，会产生包括情感、植物神经系统和行为等非躯体反应，导致过度减肥。

避免过度减肥，首先要树立正确的健康观，及时排解压力，提高自我认知水平，运用心理知识分析自己饮食行为的特征，培养有利于减肥的饮食习惯，也可以把注意力转移到其他具有吸引力的事件上去，伴有抑郁症状时应及时寻求心理科医师的指导。

33. 为什么运动可以改善睡眠？

【敲重点】运动可以通过减少睡眠潜伏期和增加慢波睡眠及其稳定性来改善睡眠，无论是有氧运动还是力量训练，都可以达到这样的效果。

【知识解答】定期运动可以帮助健康的成年人更好地睡眠。有研究表明，睡前进行1小时运动，明显缩短了第一次快速眼动睡眠的潜伏期，简单地说就是缩短了人体进入深睡眠过程的时间，从而提升整体睡眠质量。另外，运动时体温会升高，这时人往往比较清醒，运动结束后体温降低，人会感到困乏疲劳，这时就更容易入睡。

对于有睡眠障碍的成年人，适度的阻力训练和伸展运动会缓解压力和紧张，对失眠患者有益。跑步、快走、骑自行车和游泳等有氧运动，可以提高失眠患者的睡眠质量；中等强度的有氧运动可以减轻睡眠呼吸障碍的严重程度，减少夜间醒来次数。与有氧运动相比，力量训练可能更有利于促进睡眠，提高睡眠质量，并延长睡眠持续时间，例如做肩部推举、肱二头肌弯曲、下蹲、俯卧撑等。

如果压力过大，难以入睡，可以尝试瑜伽和伸展运动，放松身体，平静呼吸。

34. 减肥期间几点睡觉？根据习惯因人而异！

【敲重点】每个人晚上睡觉的时间各不相同，要想达到减肥效果，可以根据自己的习惯确定时间，但是要保证内分泌系统的正常分泌。

【知识解答】有的人喜欢早睡，晚上 9 点不到就早早上床休息了；有的人喜欢晚睡，晚上 11 点了还没有入睡。其实只要是根据自己的习惯坚持规律地睡眠就没有什么大问题。可以花一些时间寻找适合自己的最佳睡眠时间，比如将起床时间向前推 8.5 小时左右，就是自己该睡觉的时间，同时要保证睡眠质量。需要注意的是，一定要规律作息，不能影响内分泌系统的正常分泌，内分泌失调也会导致身体肥胖，而且内分泌失调导致的肥胖往往难以缓解，所以为了保证内分泌系统正常分泌，一定要做到规律睡眠，不要熬夜。

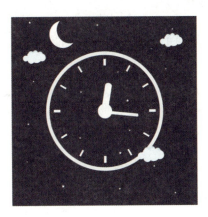

35. 最舒服的减肥方法来了，睡觉也能瘦！

【敲重点】睡眠对内分泌系统有着重要的调节作用，睡眠充足的人群食欲素分泌减少，瘦素分泌增加，生长激素分泌增加，减少食物摄入量的同时加速脂肪分解。高质量的充足睡眠对减肥有着积极的促进作用。

【知识解答】躺着就能瘦吗？并没有这么简单。睡眠对人体的内分泌系统有着重要的调节作用，睡眠充足时，体内掌控食欲的激素（如生长激素）分泌会减少，抑制饥饿的激素（如瘦素）分泌会增加，从而减少食欲。简单来说，睡眠可以帮助人们战胜对食物的渴望。另外，充足的睡眠可以提高人体的基础代谢率，刺激对于运动的欲望，提升身体机能，让减肥更容易。所以保持良好的睡眠，维持体内激素平衡，这样也有助于养成易瘦体质。

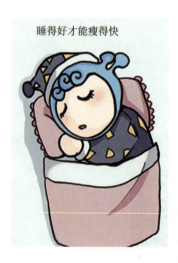

睡得好才能瘦得快

三 减重减脂——饮食篇

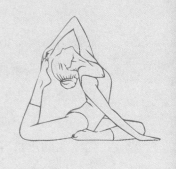

36. 如何科学饮食，才能边吃边瘦？

【敲重点】 节食减肥到了后期，即使只吃一点点，体重也可能无法降低。科学饮食，才能边吃边瘦。

【知识解答】 以下介绍3种科学饮食模式，总有一种适合你。

（1）限热量平衡膳食饮食：男性每天热量摄入控制在1 000～1 800千卡，女性每天热量摄入控制在1 200～1 500千卡，或在原有热量摄入基础上每天减少500千卡，但是不得小于每天900千卡。保证膳食平衡，各类营养素供能占比为：碳水化合物占50%～60%，脂肪占20%～30%，蛋白质占15%～20%。

（2）高蛋白饮食：把饮食中的蛋白质供给比例增加到20%以上，多吃瘦肉、蛋、禽肉、鱼肉等。

（3）轻断食模式：一周5天正常进食，2天（不连续）摄取平时1/4的热量（女性约500千卡/天，男性约600千卡/天）。

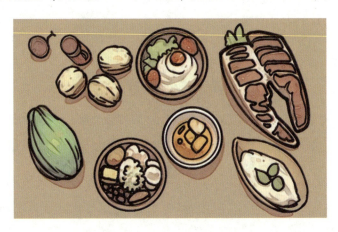

37. 健身期间的饮食如何做到营养均衡，合理搭配？

【敲重点】 根据运动强度选择高碳或低碳饮食；选择高纤维、低脂肪的食物；选择富含水分的食物；选择富含蛋白质的食物；避免饮酒、咖啡、茶等。

【知识解答】 健身期间的饮食也应营养均衡，合理搭配。

（1）根据运动强度选择高碳或低碳饮食。因为碳水化合物是大脑及中枢神经的能量供应站，为身体提供各种营养成分。因此在运动强度大的时候，要给自己安排较多的碳水化合物来进行营养的补充，平时运动强度不大的时候依然是低碳饮食更好。

（2）选择高纤维、低脂肪的食物。纤维素高的食物主要有粗粮、蔬菜、水果等，可以让人很快地产生饱腹感，同时可以避免更多高脂肪、高热量食物的摄入。常见的粗粮如大麦、燕麦、荞麦等，蔬菜如芹菜、菠菜、大白菜等，水果如苹果、香蕉、猕猴桃等，都是很好的选择。

（3）选择富含水分的食物。在运动健身的时候，人体会流失大量的水分，在炎热的天气或者是在密闭的空间内进行高强度锻炼尤其如此，因此需要补充水分，可以喝一些功能性饮料，也可以吃一些水分充足的瓜果。

（4）选择富含蛋白质的食物。肌肉是由蛋白质组成的，对于健身的人来说，要摄入足够的蛋白质才能更好地健身，因此在每次运动锻炼后要注意摄入适量的蛋白质。

（5）在进行运动健身的时候，应避免饮酒、咖啡或茶。比如在健身过程中摄入酒精会直接抑制肌糖原储存，起不到真正健身的作用。

38. 想快速减重吗？"十个拳头"了解下！

【敲重点】"十个拳头"原则是指每日进行科学平衡的膳食搭配，所摄入食物的总重量大抵等于自己十个拳头的重量。

【知识解答】一般来说，女性一天需要摄入的食物总重约为1 500克，男性约为2 000克，儿童则约为1 200克。注意，这里的食物重量指的是生食物的重量，并去除了不可食用的部分，比如去掉蛋壳、鸡骨头、鱼刺、不吃的果皮等之后的食物重量。

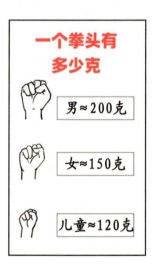

一个拳头有多少克
男≈200克
女≈150克
儿童≈120克

那么每日食物应该如何配比呢？谷、薯类（主食），应占"两个拳头"的重量；鱼禽肉蛋类，应占"一个拳头"的重量；奶、豆制品，应占"两个拳头"的重量；蔬菜水果，应占"五个拳头"的重量。

具体分配到每一餐时，也要注意有粗有细、有荤有素，五颜六色，搭配得当，不建议一餐全素、全肉或全粗粮。

39. 细嚼慢咽对健康大有裨益吗？

【敲重点】细嚼慢咽有助于减少食物摄入量。对于吃饭更慢的人来说，他有充足的时间接收到饱腹感信号，及时停止进食，摄入的热量也相对较少。

【知识解答】大多数人在吃饭时，大脑神经接收到饱腹感信号需要20分钟左右；然而吃饭很快的人，往往当感觉到饱的时候，已经不知不觉吃了更多食物，甚至超出了肠胃的承受能力。

咀嚼次数越多，消耗的热量就越多。有实验研究发现，在进食同样多食物的情况下，如果尽快吃，在就餐后90分钟内，每千克体重消耗的热量为7卡路里；但如果是细嚼慢咽，每千克体重消耗的热量则是180卡路里。口腔的活动会刺激体内消化和吸收活动，使之更加活跃，所以热量消耗也更多，而且消化道的血液流动在缓慢咀嚼时也会显著提高。

细嚼慢咽还有助于增加饱腹感。美国研究人员在《营养学与饮食学协会杂志》上报告说，与吃得快相比，细嚼慢咽后出现饱腹感的时间更长，更不容易出现饥饿感。此外，在细嚼慢咽时喝水也比吃得快时要多30%左右。

40. 关注饱腹感，寻找吃饱还能瘦的食物

【敲重点】想要瘦，重点是制造热量缺口，也就是热量消耗要大于热量摄入。选择热量较低但饱腹感强的食物，更容易制造热量缺口。

【知识解答】让人有饱腹感的食物，不是简单的"体积大，占肚子"而已，也并非单纯热量高的食物。不少研究都表明，具有饱腹感的食物常常有四大特点：

（1）蛋白质含量高。蛋白质能促进身体饱腹感相关的多种激素释放。

（2）膳食纤维含量高。膳食纤维能够吸水膨胀，扩大食物体积，延缓胃排空速度。

（3）脂肪和精制糖含量低。同样体积的食物，添加了脂肪和糖的食物会降低饱腹感，甚至还会促进食欲，让你吃得更多。

（4）咀嚼性好。耐咀嚼的食物可以延缓进食速度，从而使人获得更强的饱腹感。

通常，蛋白质在延长饱腹感方面最有效，其次是碳水化合物。相反地，油炸食品、甜品这些高脂、高糖的食物，热量虽然非常高，却反而可能让人没什么饱腹感，而且还容易上瘾，吃到停不下来。

主食排行榜中，相同卡路里的食物给人带来的饱腹感由高到低是：蒸马铃薯、燕麦粥、全麦面包、糙米饭、面条。加餐小食排行榜中，相同卡路里的食物给人带来的饱腹感由高到低是：橙子、苹果、葡萄、鸡蛋、香蕉。

41. 都说减肥要控制碳水，碳水有哪些种类？

【敲重点】减肥要控制碳水，但是不能断碳。碳水也分很多种，需要注意区分。

【知识解答】碳水分为快碳、慢碳和劣质碳水。

（1）快碳：指高血糖生成指数（GI 值）的碳水，也就是我们平常吃的精米白面等，它们吸收快，会导致体内的血糖快速升高，从而刺激胰岛素快速分泌，然后将这类碳水转化为脂肪存储在体内。建议在减脂期间少吃或者不吃这类碳水。

（2）慢碳：指低 GI 值的碳水，也叫作复合碳水或者复杂碳水，是没有经过加工，含有丰富膳食纤维的碳水食物。它们在体内消化滞留的时间长，饱腹感强，而且不容易导致血糖飙升。比如谷类、薯类、豆类、莲藕、百合、南瓜等。建议减肥期间主食选择这类碳水。

（3）劣质碳水：指经过深加工或者精加工之后的碳水食物。这类食物的维生素、矿物质、膳食纤维含量都很少，热量极高，很容易被身体吸收，转化为糖和脂肪而导致发胖，比如薯片、油条、汉堡、油煎饼、肉包、手抓饼、煎饺等。建议减肥期间不吃这类碳水。

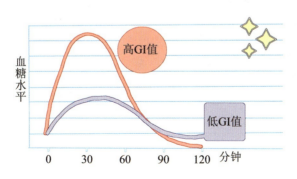

42. 让人"快乐"的糖，真的要戒掉吗？

【敲重点】戒糖针对的是添加糖等简单碳水化合物（单糖、双糖），而不是来自谷类、薯类主食的复杂碳水化合物（多糖）。

【知识解答】糖类是三大产能营养素之一，除了可以提供热量，还有着重要的生理功能。根据化学结构及生理作用，糖类主要分为单糖、双糖、寡糖和多糖。会影响人体健康的糖类，主要是添加糖等简单碳水化合物。长期大量摄入添加糖会增加龋齿、肥胖和相关慢性疾病的风险，易引发并加重近视，降低免疫力，加速皮肤衰老，还可能导致性格异常，增加抑郁风险等。

谷类、薯类除了提供热量，还能补充多种人体必需的营养素，是平衡膳食的重要基础。每天的主食要做到粗细搭配，用谷类、薯类、豆类等粗粮替代部分精米、精面（每天250~400克主食，粗粮占1/2）。

精米、精面属于精制谷物，食用后血糖很快上升，长期大量食用会造成热量过剩，导致超重、肥胖，也会因为胰岛素抵抗，增加各种慢性病的患病风险。

43. 高蛋白、极低碳水的减肥方式真的好吗？

【敲重点】高蛋白、极低碳水的减肥方式对身体的激素调节和对血糖的影响都是有利于减肥的，但也会带来一定的副作用。

【知识解答】高蛋白、极低碳水的减肥方式虽然短期有效，可是长期来看，且不说比较痛苦，也容易出现维生素、矿物质摄入不足，精神萎靡，酮症酸中毒等副作用。因此，建议适当减少总热量，用一些加工程度比较低的碳水、比较健康的蛋白质（如鱼、豆类）来代替不健康的、高加工程度的碳水和肉类，这样长远来说对健康比较有帮助，而且也不会太痛苦。

44. 要想减肚子，低碳水还是断食？

【敲重点】低碳水和断食均可减肥，叠加之后减肥效果更佳。

【知识解答】低碳水（基础的碳水摄入由每日 350 克变为每日 < 130 克）或者将进食时间窗缩短到 8 小时之内（平均基础进食时间窗是 10.4 小时），都可以帮助减肥。限时饮食（每日进食时间不超过 8 小时）能更好地控制"三高"人群的代谢异常，帮助减重和减脂。限时饮食结合低碳水膳食比单独低碳水膳食更能减少内脏脂肪，同时可以降低尿酸、甘油三酯等。

从简单易行且"减肚子"的角度考虑，似乎限时饮食也是一个不错的选择，早上 10 点开始吃早餐，晚上 6 点之前结束晚餐，不吃夜宵和深夜零食。对于很多人来说，这是一个可行的健康生活的开端。

45. 拒绝肥胖，从喝汤做起！

【敲重点】 饭前先喝汤，有一定道理，但是也要看汤的种类和喝的时间。

【知识解答】 俗语说"饭前喝汤，苗条健康；饭后喝汤，越喝越胖"，这是有一定道理的。饭前先喝汤，有利于食物稀释和搅拌，促进消化吸收，并且能降低饥饿感，不易过量饮食。饭后喝汤是一种有损健康的吃法，而大多数人都是饭后喝汤。一方面，饭已经吃饱了，再喝汤容易导致营养过剩，造成成年人肥胖；另一方面，最后喝下的汤会把原来已被消化液混合得很好的食糜稀释，影响食物的消化吸收。

选择脂肪含量低的食材煮汤饮用是喝汤减肥法的关键点之一。可以喝低脂、高蛋白的鸡汤、蘑菇汤、清煮鱼汤，用瘦排骨煮汤不要放油，忌喝红烧、炒制后烹饪的浓汤。

早、中、晚哪一餐更适合喝汤呢？有研究表明，午饭时喝汤吸收的热量最少，因此，为了防止长胖，不妨选择中午喝汤。而晚饭则不宜喝太多的汤，否则快速吸收的营养堆积在体内，很容易导致体重增加。

46. 有没有好的膳食计划，能让运动锻炼更轻松？

【敲重点】每餐有荤有素有主食，每天有奶有蛋有豆制品，水果饮水都充分；每周吃少量坚果，三餐规律。

【知识解答】如果在运动锻炼时经常觉得困难或吃力，那么除了需要检查运动强度是否过大，也要检查一下饮食模式：是否做到了定时进餐？是否会在空腹状态下运动？饮食计划中是否包含了充足的碳水化合物？

根据我国居民膳食指南的推荐，每日合理的饮食搭配应该包含主食类、蔬菜、菌藻、水果、禽畜肉鱼类、奶蛋豆制品、适宜油脂，并保证足够的饮水量。简单来说，就是每餐有荤有素有主食，每天有奶有蛋有豆制品，水果饮水都充分；每周吃少量坚果，三餐规律。这样就是健康的、适合进行健身运动的饮食方案。

如果将要进行强度较大的运动，建议在运动前1小时左右，补充一次总热量为200~300千卡、富含复合碳水化合物的加餐，并增加补充水分，以保证运动中的能量供给。注意，别忘了在当日正餐中减去这部分热量，以控制总热量的摄入。

47. 只吃素不吃肉能减肥吗？

【敲重点】 只吃素不吃肉，不一定能减肥，素食的热量也可能很高，长期纯素饮食不仅会让身体缺乏营养，还可能导致脂肪肝和高胆固醇。

【知识解答】 引起肥胖的主要因素其实是热量摄入超标，虽然蔬菜、豆制品等素食比肉类脂肪含量低，但实际上，素食中也有热量高的，比如烹调素食时使用的食用油，它的热量就常被大家忽略。

只吃素不仅很难达到减肥效果，而且可能导致优质蛋白质、维生素等营养素摄入不足，使人出现缺铁性贫血、维生素 B_{12} 缺乏等问题。长期吃素的人，饥饿感增强，很容易多吃主食以增强饱腹感。而相较于吃动物性食物，

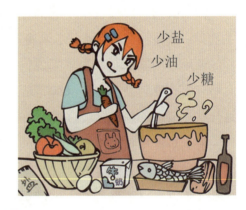

米面等主食吃多了，更容易导致肥胖。

所以，纯素饮食其实并不健康。如果追求清淡饮食，一定要牢记清淡饮食不代表只吃素不吃肉，而是烹饪中要少油、少盐、少糖、少辣，膳食中的食材要尽量全面，主食应粗细搭配，副食应荤素搭配，选择健康的烹饪方式，如水煮、蒸、焖等。像杂粮、薯类、蔬菜、水果、豆制品等都必不可少，鱼类、瘦肉、鸡蛋、牛奶等富含优质蛋白质的动物性食物也需要每日适量摄入。

48. "轻断食"真的有效吗?

【敲重点】科学"轻断食"不仅要控制总热量摄入,也要尽量保证营养全面,保证主食、肉、蔬菜、蛋、奶等各类食物都有摄入,避免营养失衡。减肥贵在坚持,"轻断食"也是这样。由于个体差异的存在,还需要辩证看待"轻断食"。

【知识解答】"轻断食"又叫间歇性热量限制饮食,是按照一定规律在规定时间内禁食或控制摄入热量的一种饮食模式。现代的"轻断食"与长时间节食不一样,更强调节律性,关注的不只是吃什么,更重要的是什么时候吃。

目前被临床验证过并且比较流行的"轻断食"饮食模式有以下三种。

(1) 隔日断食:就是一天吃食物,一天断食。断食日可以执行两种方式。一种严格断食,不摄入任何热量,只喝水和无添加的茶或黑咖啡;一种允许摄入大概25%的热量,以优质蛋白质和蔬果为主。

(2) "5+2轻断食":一周7天中,选取不连续的2天,只摄取平常热量25%的食物,大约是男性600千卡,女性500千卡,其余5天相对正常吃。

(3) 一天时间限制断食法:一天内,只在特定时间进食,如"16+8轻断食",即只在8小时内进食,其他时间不吃。非断食时,也要注意多选择健康食物,避免油炸和高糖食物,减少盐和味精的摄入,少喝汤,不吃零食,否则难以见效。

49. 酵素为何物？能帮我们减肥吗？

【敲重点】 酵素是以小麦、米胚芽和大豆等植物为原料，用乳酸菌或酵母发酵制成的发酵食品。酵素具有一定的抗氧化、清除自由基、改善胃肠功能、调节肠道菌群、通便等保健功能，但是并不能分解脂肪达到减肥效果。

【知识解答】 食用酵素是指以植物和食用菌等为原料，添加或不添加辅料，经微生物发酵制得的含有特定生物活性成分，可供人类食用的产品。通常情况下，商业化的酵素产品对于发酵的基质、菌种、温度、湿度及工艺均有严格的要求。家庭自制果蔬酵素一般是用多种水果和蔬菜，加上砂糖或蜂蜜，在密闭桶或泡菜缸中任其自然发酵。在这个过程中，难免存在有害杂菌污染的可能。食用了含有这些有害成分的果蔬酵素，很容易引起肝肾损伤。另外，发酵的过程受外界环境（如温度、湿度）的影响比较大，一旦这个过程不可控，那么在发酵过程中就可能会产生甲醇等有害物质。水果酵素含有脂肪酶，脂肪酶是一类水解油脂的酶类，它作用的对象是天然油脂，作用的部位是油脂中脂肪酸和甘油连接的酯键。理论上脂肪酶确实可以水解脂肪，但脂肪酶是由蛋白质构成的。脂肪酶被吃进嘴里，进入胃中，在胃酸和胃蛋白酶的作用下，构成脂肪酶的蛋白质会变性、分解，进而失去活性，无法分解脂肪，因此达不到减肥的效果。

50. 减肥期间用哪种食用油比较好？

【敲重点】 减肥期间提倡饮食清淡，多吃蔬菜水果，少吃脂肪类食物。减肥期间优先选择含不饱和脂肪酸的植物油，如果经济条件许可，又能接受橄榄油的特殊味道，推荐优先选择橄榄油。

【知识解答】 根据制作油的材料，食用油大致分为花生油、菜籽油、橄榄油、猪油、大豆油等。不同油的营养价值会有一定的差异。猪油属于动物油，成分中大部分是饱和脂肪酸，同时含有植物油中没有的营养成分α-脂蛋白。α-脂蛋白对人体很有益，但猪油含有的饱和脂肪酸可以说是肥胖的元凶，吃得多不仅容易发胖，而且易引发脂肪肝、高血脂等健康问题。

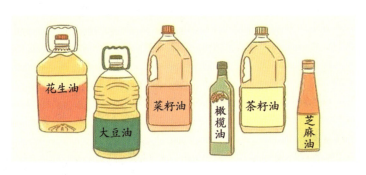

大豆油、花生油、菜籽油都属于植物油，植物油成分中大部分是不饱和脂肪酸，这些不饱和脂肪酸很容易被身体消化吸收。其中大豆油含有营养成分亚油酸，对心血管及胆都有很好的保健效果，但是大豆油耐高温性比较差。花生油是由花生炼制而成，花生是一种极易霉变的食物，霉变后产生的黄曲霉素会致癌。菜籽油营养成分很高，而且它具有其他植物油所没有的优势——含胆固醇极低且人体的吸收率高。橄榄油含有很高的不饱和脂肪酸，具有很高的抗氧化性。减肥期间提倡饮食清淡，多吃蔬菜水果，少吃脂肪类食物。

但是食用油作为炒菜必备的材料,在厨房必不可少,而且它所含的营养成分对健康有益,所以就算是在减肥期间也应当适量食用。各类食用油的饱和脂肪酸及不饱和脂肪酸含量比较见表1。

表 1　各类食用油脂肪酸含量比较

种类	饱和脂肪酸	不饱和脂肪酸		
		单不饱和脂肪酸	多不饱和脂肪酸	
		油酸	亚油酸	亚麻酸
猪油	37.7%	45.1%	9.9%	0.1%
红花籽油	8.5%	11.7%	78.6%	0.3%
花生油	20.4%	46.5%	31.4%	0%
菜籽油	10%	80%	10%	0%
玉米油	10%	30%	60%	0%
葵花油	21%	19%	59%	1%
大豆油	10%~13%	20%~25%	50%~55%	7%
山茶籽油	20%~30%	20%~45%	1%~7%	20%~26%
亚麻籽油	8%	18%	15%	51%~62%
橄榄油	13.5%	72.5%	7.9%	0.6%
核桃油	8%	23.6%	60.4%	7.9%

51. 减肥期间可以不吃早餐吗?

【敲重点】 减肥期间不吃早餐会使减重更难控制,而且会诱发低血糖,容易患上胆结石。

【知识解答】 早餐是睡眠后的第一次进食,与上一次进食至少相隔 7 小时,消化道内的食物已被消化殆尽,血糖也降到了较低的水平。若不吃早餐或吃低质量的早餐，容易出现低血糖，会有头晕、心慌、出冷汗、注意力不集中等一系列的不良反应，从而影响学习效率和工作效率，严重者还有可能出现低血糖昏迷。不吃早餐的人到吃午餐的时候势必处于非常饥饿的状态，而饥饿感是减肥时最大的敌人，会使人丧失对食物摄入的控制力，导致午餐热量摄入过剩，使体重更难控制。胆结石的发生也与不吃早餐的习惯有关，而且减肥时控制热量摄入的饮食原本就会提高发生胆结石的风险。

52. 燕麦能帮助减肥吗？

【敲重点】燕麦含有膳食纤维、蛋白质、亚油酸和各种矿物质，正确地吃燕麦有利于控制体重。

【知识解答】如果有控制体重的需求，食用燕麦麸皮是一种很好的选择。这可不仅仅因为燕麦麸皮含有大量膳食纤维，能够促进肠道蠕动，增强并延缓饱腹感，还因为在燕麦麸皮的膳食纤维中，含有一种很少见的营养素β-葡聚糖。β-葡聚糖具有很强的吸水性和黏性，能够包裹住碳水化合物，减缓食物消化的速度，达到降低 GI 值的效果。不过，虽然燕麦有饱腹感，营养好，但还是要适量食用。燕麦的热量其实是不低的，适量的燕麦可以降低胆固醇，促进肠胃蠕动，对减肥大有好处，但是餐餐吃就容易加重肠胃负担。建议选择早餐时食用燕麦，这样可以提供一天的饱腹感，而晚上吃的话就不太容易消化。有的人在吃燕麦的时候，为了提升口感，混合大量的酸奶和蜂蜜之类，或者加上各种各样的水果，那他只是吃了以燕麦为幌子的"热量炸弹"，并不能起到减肥的效果。

53. 吃面食比吃米饭更容易发胖吗?

【敲重点】吃面食是否更容易让人发胖还没有定论。无论是吃米饭还是吃面食,都要注意营养均衡搭配,除了主食外,还要多吃些谷物、蔬菜、豆类等低 GI 值的健康食物。

【知识解答】面食和米饭都属于淀粉类的主食,南方人常吃米饭,北方人常吃面食。吃面食是否更容易让人发胖还没有定论,因为北方人的肥胖率更高一些,所以大多数观点认为吃面食比吃米饭更容易发胖。面食中的支链淀粉比米饭中更多,支链淀粉能快速被消化,更容易刺激血糖升高,进而引起肥胖。从营养层面看,常规做法的面食热量较米饭更高些,因此对于想减肥的人来说,建议在控制体重期减少吃面食的频率;而米饭 GI 值更高,有控糖需求的人群则需要注意米饭的摄入量。肥胖的本质在于热量摄入与消耗之间的平衡被打破,所以无论是吃面还是吃饭,吃多了都会胖,适量摄入则不用担心。与其过分纠结哪个吃了更容易发胖,不如管住嘴、迈开腿,让自己的热量消耗与摄入实现动态平衡。

54. 不吃主食,体重就会立刻降下来吗?

【敲重点】有些人在生活中减少了米和面等主食的摄入,体重就会快速降下来,但只要重新开始摄入主食,体重很快就会反弹。

【知识解答】米面等主食是人体热量的主要摄入来源，其主要成分是碳水化合物，而碳水化合物是人体代谢必需的一种成分。所以如果长期不吃主食，人体摄入的碳水化合物和热量减少，就不会形成过多的脂肪，反而还会消耗人体内多余的脂肪，这样就实现了减肥的目的，使得体重在短时间内快速下降。相关研究显示，如果一个人坚持30天不吃主食，体重大概会降低5千克。但是一段时间内不吃主食会使身体内葡萄糖和脂肪的含量减少，身体缺乏葡萄糖等供给热量的物质会使人出现疲惫以及精神萎靡。而且只要重新开始摄入主食，身体又会开始储存脂肪，体重很快就会反弹。如果长时间不摄入主食，对身体健康而言只会带来负面影响，因此不建议大家尝试。

55. 明明只吃蔬菜水果，为什么还是胖了？

【敲重点】有些蔬菜水果的淀粉含量不低，如果不控制量，吃得过多，必然导致糖类的过多摄入，增加肥胖的风险。

【知识解答】根茎类的蔬菜，一般淀粉含量都不低。吃多了这些淀粉含量高的蔬菜，必然导致糖类的过多摄入，增加肥胖的风险。水果中糖类的含量也不容小觑，生活中有些吃起来不甜却有很高含糖量的水果，可能是含有较多不甜的淀粉，或者因为特别酸涩，掩盖了甜味。如火龙果含糖约11%，人参果含糖高达18%，百香果含糖约为13%；山楂特别酸，含糖量却高达22%。日常生活中，选择中低GI值或者含糖量≤20%的水果就可以。但也不宜摄入过多，每日水果量不宜超过200克。相对于直接吃水果，喝果汁损失了很多膳食纤维，缺少膳食纤维带来的饱腹感，反而容易摄入过量，因此建议直接吃水果，少喝果汁。

56. 减肥过程中可以只吃水煮菜吗？

【敲重点】减肥过程中只吃水煮菜，容易营养不良，甚至导致脂肪肝。

【知识解答】减肥过程中只吃水煮菜，容易营养不良，使肝脏没有足够的载脂蛋白把脂肪转运出去，反而可能导致脂肪肝。

五类营养物质是脂肪的"燃料"，减肥必不可少：必要的糖类、优质蛋白质、B 族维生素、维生素 C、矿物元素。水煮菜建议与其他食材搭配，如搭配瘦肉、鱼类或豆腐等高蛋白食物，以增加餐食的营养丰富度和饱腹感。此外，可以添加一些植物油如橄榄油来增加健康的脂肪摄入量。可以根据个人口味喜好选择添加酱油、盐、蒜蓉、姜蒜油等调味料。然而，在减脂餐中，需要控制这些调味料的使用量，以避免摄入过多的钠和热量。适量的天然调味料如醋、柠檬汁、黑胡椒等也可以增加口感和风味。尽管水煮菜低卡低脂，但过量食用也可能导致热量摄入过多。在减脂过程中，需要根据个人的身体状况和目标来合理控制摄入量。可以通过减少主食的摄入，增加蔬菜和蛋白质的摄入，来达到控制总热量的目标。

57. 吃饭重盐会长胖吗？

【敲重点】当摄入很多盐之后，为了维持体内钠和水的比例不变，就会不自主地喝很多水，导致身体中水分增加，对短期体重的影响就是会让人变"肿"，体重增加。

【知识解答】 钠对维持身体的渗透压非常重要，大脑和其他器官都不能没有它，所以人体对钠摄入的调控非常复杂。人和动物都有一种"嗜盐"的倾向，如果摄入的盐太少就会主动寻找有些咸味的食物。如果限钠一周，体重可以短期内下降1.5千克。当然，这种体重波动是暂时的，恢复正常饮食后减掉的这些水分的重量会很快随着钠的补充而恢复。

研究发现，长期高钠饮食和肥胖相关，平均每天多吃1克盐，肥胖的风险会增加28%。其中一个原因是高钠饮食的人本身也倾向于高热量摄入，也就是说"吃得咸的人一般也吃得多"。另一个重要的因素是含糖饮料的摄入。我们在生活中都有这样的体验，吃了咸的东西总想喝水，而这时如果能喝一杯冒着气泡的可乐那就更好了。实际上也是如此，研究发现每增加摄入1克盐会导致

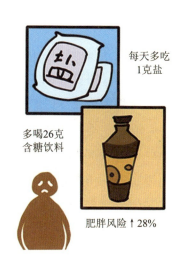

每天多吃1克盐

多喝26克含糖饮料

肥胖风险↑28%

多摄入26克含糖饮料，所以这种"薯片配可乐"的经典组合就成了肥胖的最大帮凶。此外，当用统计学方法排除了摄入热量的影响之后，钠的摄入和体重还有独立的相关性。动物实验发现，高钠可能会导致血清中瘦素升高，过高瘦素慢慢会造成瘦素抵抗，这是肥胖者的普遍状态。

58. 喝酒会发胖吗？

【敲重点】 经常喝酒的人的确容易发胖，会有啤酒肚，但酒精本身不会导致发胖。

【知识解答】 酒精（乙醇）在体内可以代谢成水、二氧化碳以及热量。在这一过程中，酒精既不能转化成脂肪，也不能转化为糖或糖原等任何可以使体重增加的物质。而且，酒精总是优先被代谢，其本身也无法在体内储存。

酒精并不是三大产能营养素之一，那为什么喝酒会发胖呢？"啤酒肚"是腹部肥胖的俗称，是由腹部脂肪或者内脏脂肪堆积造成的。原因有以下几点。

（1）酒精能产热，每克酒精可提供7千卡的热量，远远高于同质量的碳水化合物和蛋白质（4千卡/克），仅次于脂肪（9千卡/克），它的产热并不在体内蓄积，而是快速从身体中散发出去，从而抑制了碳水化合物和蛋白质的热量，变成脂肪储存起来。

（2）饮酒可以促进食欲，增加食物摄入。喝酒发胖最常见的原因是，在喝酒的同时摄入了较多肉、鱼、油脂等高热量食物，导致热量总摄入超标。

（3）酒精的代谢给肝脏带来负担，使其他物质的代谢减慢，同时酒精代谢过程中促使还原型辅酶Ⅰ（NADH）增加，该酶能促进脂肪合成，也可能引起体内脂肪堆积。

四 减重减脂——运动篇

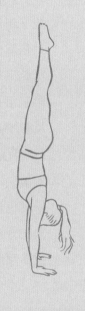

59. 运动真的能减肥吗?

【敲重点】运动可以减肥。虽然仅靠运动很难快速减重，但它可以长期维持减肥的效果。

【知识解答】曾有一项为期两年的减肥研究，参与者第一年被分成三组后各自按照三种方案进行减肥，第一组仅靠运动减肥，第二组依靠低热量饮食配合运动减肥，第三组仅靠低热量饮食减肥。一年结束后：第一组平均减重 2.9 千克，第二组平均减重 8.9 千克，第三组平均减重 6.8 千克。第二年大家恢复正常生活，第一组平均反弹了 0.2 千克，第二组平均反弹了 2.2 千克，第三组平均反弹了 7.7 千克。所以想要"快速"减重且长期维持，饮食控制和运动两者缺一不可。运动减重不仅能减去皮下脂肪，在减去内脏脂肪的效果上也远胜于节食或者低热量饮食。而且运动可以调控体内多种激素的分泌和作用，改变上千种分子的生理活性，不仅能逆转身体的肥胖倾向，也能对抗体重降低引起的食欲增加和代谢下降。

60. 运动种类有很多，减脂最快当属谁?

【敲重点】所有的运动形式都可以降低身体脂肪含量，哪种最好则因人而异，也需要因人制宜。

【知识解答】首先要评估自身情况，如患有高血压、糖尿病等一些慢性疾病，需要在医生的指导下运动。若只是肥胖或超重，没有其他不适或不良症状，则可根据自己的兴趣爱好选择适宜的运动形式。其次在开始运动前需要做一个全面的了解，尤其是长期不运动的群体应从简单的初阶运动开始逐步实现运动自由，以免出现运动损伤。再次请保证足够的运动频率和运动时长，三天打鱼两天晒网和点到为止的运动肯定是减不了肥的。最后保证运动的多样性，如跑步、骑自行车、游泳、做瑜伽等，运动前需要做热身活动，运动结束后需要做拉伸动作。

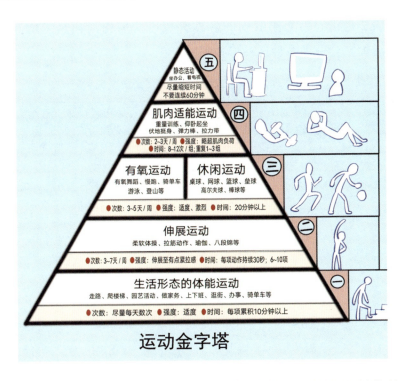

运动金字塔

运动形式千千万，经过研究发现了更有助于身体脂肪燃烧的运动形式——间歇训练法，包括高强度间歇训练和间歇性冲刺训练，其中高强度间歇训练就是我们常称的 HIIT。此运动形式相比于持续适度运动，单次锻炼所需时长更短，但是消耗的热量更多，对促进减肥更易行、更有效。

61. 既然都减脂，每减1千克脂肪，哪种运动耗时短？

【敲重点】 同样减去1千克脂肪，在常见的有氧运动中游泳耗时更短。

【知识解答】 我们身体每掉1千克脂肪，大约需要消耗7 700千卡。表2是我们为大家罗列的常见有氧运动平均消耗热量情况表，看完后大家会选择哪种运动形式呢？

表2 常见有氧运动平均消耗热量情况表

运动形式	平均每小时消耗热量/千卡	减脂1千克用时/时	运动形式	平均每小时消耗热量/千卡	减脂1千克用时/时
骑行	184	41.8	仰卧起坐	432	17.8
打高尔夫球	186	41.4	跳绳	448	17.2
慢走	255	30.2	打篮球	450	17.2
骑马	276	27.8	打拳	450	17.2
体能训练	300	25.6	踢足球	450	17.2
跳舞	300	25.6	爬楼梯	480	16
打桌球	300	25.6	爬山	494	15.6
打乒乓球	300	25.6	慢跑	655	11.8
跳健身操	320	24	快跑	700	11
打网球	352	21.8	快走	700	11
滑雪	354	21.8	练武术	790	9.8
打羽毛球	400	19.2	游泳	1 036	7.4

表 2 中数据仅作为参考标准，每个人每小时消耗的热量与自己的体重、运动姿势、运动速度等多种因素有关，比如快走比慢走更消耗热量。相同时间内，体重大的人会比轻的人消耗的热量更多。

更重要的是，在运动过程中，身体的热量来源并不单纯依靠自身脂肪供给，当天吃的饭菜、喝的饮料等均会提供我们活动的所需热量。当然没必要为了在上述时间内完成任务就不吃不喝，那可能动不了几下就会出现低血糖，严重时会有生命危险。

62. 不是说 HIIT 减脂最有效吗，怎么又成游泳了？

【敲重点】HIIT 是有氧运动和无氧运动的结合，无法持续较长时间，但是游泳属于传统的有氧运动，如果体力足够，不仅可以持续 1 小时，甚至可以更久。两者消耗热量的方式也不相同，彼此不能相互替代。

【知识解答】HIIT 即高强度间歇训练，是间歇训练法中的一种，它有两个主要特征：一是高强度，二是间歇，即短时间内进行高强度运动后，经短暂休息再进行短时间高强度运动，如此循环 15～20 分钟。例如，20～30 秒的竭尽全力原地高抬腿与 10～15 秒的原地踏步交替，又或者 30～40 秒的冲刺跑与 10～20 秒的原地踏步交替等。一般而言，高强度练习与休息的时间比值大约为 2∶1。训练中的系列动作并不是固定不变的，大家可在网上搜到各种常见教程。

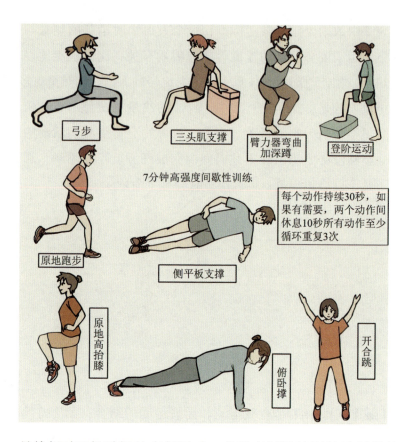

7分钟高强度间歇性训练

虽然相对于长时间的有氧运动,高强度间歇性训练消耗的热量更多,运动效率更高,但是高强度间歇性训练源于职业运动员训练,所以需要锻炼者拥有一定运动基础,尤其是老年人和慢性病人群须谨慎参与,避免出现运动损伤。虽然减脂效果好但是不建议长期单一锻炼,因为高强度间歇性训练会降低自身的心肺耐力,建议和有氧运动交替使用。

63. 早上运动与晚上运动，哪个减脂效果更好？

【敲重点】 单从运动时段对减脂效果来说，男性晚练降压护心，女性晨练瘦腰减脂、晚练练肌放松。

【知识解答】 上述结论来自国外一项调查研究，其参与者为56名25~55岁日常习惯运动人员，他们不吸烟，BMI都小于25千克/米^2，并被随机分到6:00—8:00锻炼的晨练组和18:30—20:30锻炼的晚练组。12周后显示，对男性而言，晚练可增强脂肪氧化、改善代谢和情绪、降低收缩压（比晨练多降9%）、减轻疲劳感，因而更有利于降低血压，保护心脏。对女性来说，不同的锻炼时间会改善不同的健康状态，晨练可使女性全身脂肪和腹部脂肪分别多减少3%和7%；晚练可以增加女性上半身的肌肉力量、爆发力和耐力，改善整体情绪。

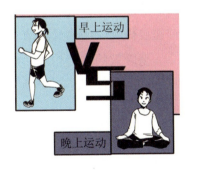

但事情总有两面性，晨练和晚练各有其缺点。早晨经过一晚上的呼吸作用，植被释放了大量二氧化碳，相对较低的温度也不利于空气中的尘埃和颗粒扩散，空气质量差，容易引发呼吸系统疾病。另外，早上起床后一般胃口较差，不愿进食，如果空腹或者进行高强度运动，很容易诱发低血糖。而晚上大部分上班族们结束了一天的工作，身心疲惫，身体机能和反应能力下降，这时高强度锻炼不利于恢复体能，反而会增加受伤的风险。因此具体什么时候锻炼，应根据外界环境和自身状态来选择最适合自己的时间。

64. 怎么才是选对运动时间了呢？

【敲重点】 不用纠结于早上还是晚上，应综合外界环境和自身状态来选择最适合自己的时间，并且使用科学的运动方式降低不同时间带来的风险。

【知识解答】 目前的研究向大家传递了一个大致的运动思路：想燃脂，选择早上运动可能效率更高。但晚上运动除了可以减肥外，也有代谢、情绪等方面的独特收益。所以应根据自身情况选择相应的时间，重点在于科学的运动方式。

若选择晨起运动，需要注意日出前气温较低，外出锻炼易着凉。并且低气温会刺激人体交感神经，使血管收缩加强，易诱发心脑血管疾病，所以尽量等太阳出来再锻炼。还要避免空腹锻炼，晨练前最好吃些易消化的食物来补充热量，如香蕉、饼干、米粥等，同时需要注意补水，可以喝一杯蜂蜜水，程度以不感到饥饿就行。运动前需要做充分的热身运动。

傍晚人的体温较高、肌肉弹性较好，运动成效好，也不容易受伤，所以若选择晚上运动，我们可以选择做高强度运动，如重量训练、HIIT运动。不过不要在睡前一小时进行此类运动，以避免激活交感神经，从而影响睡眠。为预防运动后失眠，可在运动后做正念、冥想或静坐训练，让情绪和身体放松。

如果因为工作实在没时间，那就先别管时间段了，只要动，就比不动强。可以尝试用运动的方式代替日常体力活动，比如骑自行车上下班，放弃电梯而选择爬楼梯，甚至每小时站起来做几个原地蹲起，效果也能抵得上专门进行的锻炼。

65. 运动强度越大越好吗？

【敲重点】运动强度不是越大越好，减脂的效果不仅仅取决于运动强度，还有运动时长和运动频次等。

【知识解答】运动根据热量代谢特点分为有氧运动和无氧运动。不管哪种运动方式，运动一开始燃脂就已经在进行了，只不过前期脂肪参与的比例没那么高，但随着时间的增加脂肪的燃烧比例也会增加。运动强度根据能量代谢特点可分为四种：最高强度、高强度、中强度和低强度。其中最高强度运动仅能维持10~30秒，如50米冲刺跑；高强度运动则一般维持30秒~3分钟，如100~200米游泳；而中强度运动则能持续至30分钟，如10千米长跑；低强度运动更是可以持续30分钟以上。也就是说，如果贪图过大的运动强度，脂肪还没怎么参加供能，运动可能就被迫结束了。

不过运动时间也不是越长越好，例如大家耳熟能详的"网球肘""半月板磨损"等慢性损伤，甚至"跟腱撕裂"等急性运动损伤，多数是因为长期运动过量导致慢性损伤逐渐积累，以急性疼痛的形式表现出来，许多马拉松跑友出现"跟腱撕裂"也是根源于此。为了减重减脂，产生其他副反应反而得不偿失。

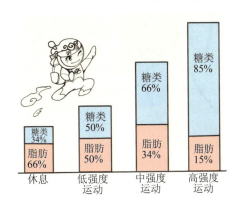

66. 怎么判断运动强度是否合适？

【敲重点】判断运动强度是否合适的普遍适用的原则是循序渐进、量力而行。

【知识解答】不管选择何种运动方式，大家都体验过运动到一定时间段或者强度时便会产生肌肉紧张酸痛、面色苍白、心慌、气急、胸闷、反应迟钝、打哈欠、注意力下降等症状，这叫运动性疲劳。不同的人疲劳的表现方式不同，轻重程度也不同。但如果不给身体恢复时间，反而持续增加运动时长或者强度，则会造成健康损伤，例如运动性贫血、肌肉不可逆损伤等。因此，通过感受自身疲劳程度来决定运动强度和运动时长，是简单易行且较准确的一种方法。

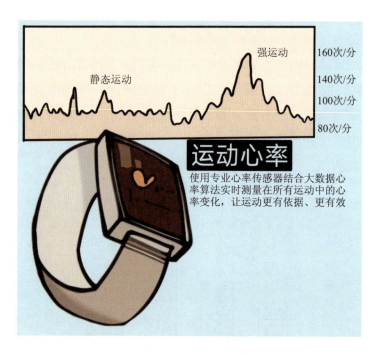

还有一个方法可以判断运动强度，那就是心率，大家可以通过佩戴运动手表/手环来监测自己的运动强度。常用运动时的心率与最大心率（220-年龄）比较来判断运动强度：① 最低强度运动心率为50%～60%最大心率，适合运动新手；② 低强度运动心率为60%～70%最大心率，适合大部分人群；③ 中等强度运动心率为70%～80%最大心率，适合大部分人群，属于有氧耐力区；④ 高强度运动心率为80%～90%最大心率，适合健康人群、有一定运动基础的人群，属于无氧耐力区；⑤ 最高强度运动心率为90%～100%最大心率，多见于运动员或者运动爱好者，属于极限区。其中，中低强度运动用于减脂已经足够了。若想增肌，可以一周开展2次左右高强度训练。

67. 运动前一定要热身吗？

【敲重点】运动前的热身，可以消耗身体的糖分，让身体更快进入燃烧脂肪的状态，还能润滑关节，提高关节周围组织的弹性，降低韧带、肌肉等软组织损伤的概率。

【知识解答】热身运动担负着激活身体各部位的重任，从而提高正式运动中的表现，降低运动中的受伤风险，缓解运动疲劳。热身运动是指用短时间、低强度的动作，让正式运动时将要使用的肌肉群先收缩活动一番，以提高局部和全身的温度及加速血液循环，并且使体内的各种系统能逐渐适应即将面临的较剧烈的运动。

一个科学的热身应该包括放松（针对即将参与训练的肌肉相关区域进行按摩）、拉伸（针对即将参与训练的肌肉和关节进行多角度、全方位的伸展）和激活（针对即将参与训练的运动链中的主要肌肉进行单独、持续刺激)。所以大家可以结合正式运动内容选择相应的热身动作,例如跑步前热身在全身激活后更多地侧重于下肢,游泳则是从头到脚都需要顾及,且保持身体微热,但不能发汗的程度。

此外,运动后的拉伸也很重要。运动后的拉伸能促进血液从四肢向心脏回流,放松紧张的肌肉,缓解运动后的酸痛感。"赶场式健身"既达不到想要的效果,还会增加受伤的风险。

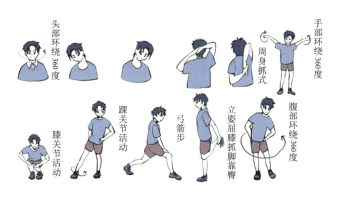

68. 运动后有哪些注意事项?

【敲重点】运动后不要马上坐下休息,应做一些放松整理活动,观察身体有无不适症状,避免过冷、过热的刺激等。

【知识解答】运动后的9点注意事项要牢记。

(1) 观察身体有没有不适症状。

(2) 运动后不要马上坐下休息。蹲坐会影响血液循环,导致乳酸分泌过多,更易加重肌肉的疲劳感。

(3) 运动结束后,应该做一些放松整理活动,有助于运动性疲劳的恢复。晚上运动后做一些放松运动可以避免失眠。

（4）运动后不要马上对身体降温，如进入空调间、洗冷水澡等，这些会引起体温调节等生理功能失调，免疫功能下降。

（5）运动后不要马上洗热水澡，热水澡会让运动后的肌肉与皮肤的血液循环继续加快，导致其他器官供血不足，出现脑缺氧。

（6）运动后不要马上饮用冷饮，否则轻者会食欲减退，重者会导致急性胃肠炎。

（7）运动后不要立即吃饭，否则会增加消化器官的负担，引起功能紊乱，甚至造成多种疾病。

（8）运动后不要吸烟，吸烟会让肺部混入大量的烟雾，减少输氧量，会出现胸闷气短、头晕乏力的状况。

（9）运动后不要饮酒解乏，剧烈运动后喝酒会使酒精更快、更充分地进入血液，对肝、胃等器官的危害会比平时更甚。

69. 适合中老年人的减脂运动有哪些？

【敲重点】 中老年人运动必须在保证身体健康的前提下开展，可选择健步走、八段锦等中低强度的全身性运动。

【知识解答】 一般来讲，中老年人减肥，体重1个月减轻1千克即可。患有慢性病的老年人最好在医生的指导下进行科学减肥，合理安排饮食再配合一定的运动。部分老年人减肥可能会引起免疫力下降、心脏供血不足、胃肠功能受损等，进而引发厌食症、心脑血管疾病等。因此，老年人最好不要采用节食、减肥药等过激的方法，应选择全身性的运动，以中低强度为主，遵循循序渐进的原则，选择自己喜欢的运动，坚持并养成习惯。

中老年人每次运动时间宜控制在 30~40 分钟，下午运动最好。运动时最好结伴而行，不要独自一人跑到僻静处锻炼。需要注意的是，平时不怎么运动的老年人在决定开始体育锻炼前最好先到医院进行一次较全面的体检和体质监测，征询医生和教练的意见，以防身体内存在隐患，在运动中发生意外。健步走、羽毛球、乒乓球、健身操、广场舞、八段锦等运动均适合中老年人。

70. 慢性病患者如何运动？

【敲重点】慢性病患者在运动前需要医生明确诊断病情已经得到控制，并且无其他未治疗的内外科疾病，方可在医生指导下开展运动。运动期间也应定期复查，监测病情。

【知识解答】"三高"（高血压、高血脂、高血糖）慢性病患者建议以低中强度的有氧运动（如太极拳、体操、健走、慢跑、骑自行车等）为主，配合抗阻训练（如弹力带、哑铃、平板支撑等）。运动中可佩戴有心率检测功能的手表，并设置心率目标提醒，来判断和控制运动强度。

需要注意清晨是心脑血管事件的高发时段，一般血压也较高，所以建议选择下午或傍晚餐后 1 小时进行运动。开展运动时先从 10 分钟的低强度运动开始，等适应后逐渐增加到 60 分钟的有规律的锻炼。而运动频次从每周 2~3 次开始，然后发展到每周 4~5 次。运动过程中不要屏气，要保持精神放松。运动结束后做好肌肉拉伸放松。高血压和糖尿病患者则要做好运动前后的血压、血糖监测，以便调整运动方式、时长和强度。

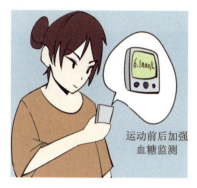
运动前后加强血糖监测

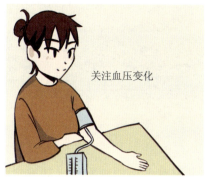
关注血压变化

71. 女性可以做力量训练吗?

【敲重点】 力量训练在帮助女性减脂的同时还能更好地塑形,且避免后期体重的反弹。

【知识解答】 很多女性朋友担心自己一旦进行了力量训练就会变成肌肉女。其实女性要变成肌肉女并非易事,这主要是因为女性体内缺乏促进肌肉增长的激素——睾酮,而男性体内的这种激素天生比女性要高很多。女性进行力量训练不但不易长肌肉,反而减肥效果会很好。中低强度的力量训练以脂肪供能为主,能够燃烧大量脂肪,降低体脂率;而高强度的力量训练通过训练肌力,提高人的基础代谢率,促使人消耗更多的热量,有利于减轻体重,更好地塑造理想体形。

除此之外,力量训练能够锻炼肌肉和骨骼。其中骨骼肌不仅支持身体的各种运动,还能保持平衡、维持关节活动的稳定,防止摔倒。而且发达的肌纤维能够维持骨量,降低骨质疏松的发生率,同时,力量训练还能延缓衰老和预防子宫下垂。

72. 空腹做有氧运动能额外消耗20%脂肪吗?

【敲重点】 空腹有氧运动虽然可以加强运动时的燃脂效果,但从长期来看,它的燃脂效果与饭后1小时再运动没什么区别。

【知识解答】 运动效果不能只看一时的,短暂的减脂效果不能代表什么,更重要的是长期减脂效果以及对肌肉的影响。空腹运动虽然在运动期间动用了更多的脂肪,但是身体的代偿机制会让你在休息的时候尽量减少脂肪的"燃烧",而如果人长期处于低糖状态,身体则会越过脂肪,自动调动更多的蛋白质来进行供能,也就是消耗肌肉。还有研究表明,空腹有氧运动对脂肪分解效率的提高作用出现在运动开始90分钟后,也就是说,早上要在跑步机上空腹跑90分钟,才能发挥空腹有氧运动对脂肪分解效率提高的作用。因此,一味地追求燃脂效率并不能加快减脂,反而会带来更多健康隐患。

73. 爱运动的人怎么保护膝盖?

【敲重点】 运动前做好热身活动,运动时佩戴护具,膝盖损伤者尽量避免蹲跪动作。

【知识解答】 很多运动都牵涉到膝关节,尤其蹲跪动作是膝关节的"大敌"。然而不能为了保护膝关节就不运动了。有研究发现,奔跑的动物比久坐不动的同类具有更厚、更健康的膝关节软骨。人体的关节也是如此，经常运动能让关节软骨受到适当的刺激，促进新陈代谢及关节液的流动，起到润滑和营养的作用，让关节"更坚强"。

运动时为了避免出现膝关节软骨、韧带损伤，在运动前后必须充分热身和拉伸，运动时应注意正确的发力姿势，循序渐进地在自己身体承受范围内进行运动。例如，跑步前做屈膝下蹲、开合跳、侧压腿等热身运动；跑步时应身体前倾，膝关节前屈，落地时重心应离支撑脚较近；跑步后需要进行静态拉伸，动作缓慢而有节奏，每个动作应持续 20~30 秒。

74. 一条弹力带练全身，你知道几个动作？

【敲重点】弹力带训练的动作变化很多，可以满足不同人的不同健身需求，可以针对不同部位的肌肉进行训练，从增加肌肉强度、拉伸，到各种有氧运动训练、瑜珈，一条弹力带就可以一次满足。

【知识解答】弹力带是一种使用简单方便，便于携带的健身小工具，同时不受场地的限制。弹力带有非常好的弹性和韧性，可以用来训练肌肉的弹性和耐力。只要按照正确的姿势操作，就可以轻松达到健身或瘦身目标，非常值得拥有。以下分享身体不同部位的弹力带训练方式。

（1）肩部动作：弹力带侧平举，弹力带提拉，弹力带前平举，弹力带迎面拉等。

（2）背部动作：弹力带下拉，弹力带俯身划船，弹力带坐姿划船，弹力带硬拉等。

（3）髋部动作：坐姿髋外展，站姿髋后伸，跪姿髋外展，站姿髋外展，挺髋等。

（4）胸部动作：弹力带夹胸，弹力带负重俯卧撑，弹力带辅助俯卧撑，弹力带推胸等。

（5）手臂动作：弹力带弯举，弹力带垂式弯举，弹力带单臂膝盖弯举，弹力带俯身臂屈伸等。

（6）臀部动作：弹力带深蹲，弹力带侧步走，弹力带负重深蹲，弹力带侧抬腿等。

（7）腿部动作：坐姿直腿上抬，跪姿后蹬腿，俯卧腿弯举，站姿提膝等。

75. 如何步行才是有效的运动？

【敲重点】步行作为一项运动时，一定要考虑强度、时间、体态与姿势。《中国居民膳食指南（2022）》提议主动身体活动最好每天6 000步，步数标准应因人而异。

【知识解答】步行时应考虑运动强度、运动时间及体态与姿势。

（1）运动强度：步行作为一项运动时，是一种中等强度的运动方式，要求每分钟110~130步（4.8~6.4千米/时），此时有助于提高心率，激活心肺功能；当步行速度达到每分钟130~145步时，其消耗的热量显著增多，可根据自己的身体状况，适当提高步速。以运动心率作为判断标准时：健康且体质较好的人群心率可以控制在120~180次/分；中老年或慢性病人群心率大致控制在［(170-年龄)~(180-年龄)］次/分。特殊时期，在运动之前，最好做一次心肺运动测试，了解自己身体情况，从而安全有效运动。

（2）运动时间：《中国居民膳食指南（2022）》提议每天进行中等强度运动30分钟以上，每周5~7天。脂肪的大量消耗，一般是在运动30分钟之后开始，以减脂为目的时，运动需要坚持30分钟以上。偏胖的、关节有问题的、没有运动基础的、体能较差的、有慢性病的人，注意根据自身情况减少时间。

（3）体态与姿势：标准的健走姿势可以避免运动损伤，提高运动效果。步行作为一项运动时，步幅要比正常走路时大一些，多出半个脚掌即可；步态要轻盈，脚落地时膝盖微屈，脚后跟到脚尖过渡顺畅，同时身体重心迅速跟随移动。步行过程中要调整呼吸，上身挺直，双手自然摆臂。

76. 你真的会跳绳吗？

【敲重点】跳绳是有效的有氧运动之一，可以归结为"四要领，三注意"。想要减脂，最适合的训练形式是高强度间歇训练（HIIT），以"跳绳-休息-跳绳-休息"循环安排。

【知识解答】跳绳的"四要领"：握住手柄中后端，拇指示指握好绳，其他三指做辅助；前臂带动手腕摇，摇跳节奏要一致；身体直立，平视前方，跳落膝盖微弯曲，脚掌前端轻落地；体力不支时减速，慢慢过渡作微调。

跳绳的"三注意"：注意穿着；注意绳具；注意绳长。同时要考虑自己的身体情况，运动前要做一些简单的热身和必要的关节（踝、腕、膝关节）活动，身体稍微热起来之后，进行腿部韧带拉伸。运动中要控制好自己练习的时间，量力而行，不要过分地追求数量和时间。

正确的跳绳姿势：跳绳的时候，跳起的高度能让绳子正好通过才是完美的，并不是跳得越高越好。绳子的甩动幅度要小。脚后跟需要离地，学会使用脚尖跳。

HIIT 例一：尽力连续跳绳 1~3 分钟，再休息 30~60 秒，再尽力连续跳 1~3 分钟，依次循环。

HIIT 例二：连续跳绳 100 个，休息 60 秒，做 10 个波比跳，休息 60 秒，做 10 个空气深蹲，休息 60 秒，依次循环 4~5 次，一般可以在 15~20 分钟内结束，唯一的要点是强度要到位。

77. 简单运动，轻松瘦腿

【敲重点】不同类型的粗腿有不同的减肥方式。

【知识解答】水肿型、脂肪型和肌肉型的粗腿，减肥方式与难度不尽相同。

（1）水肿型粗腿的特征是肉特别松软，轻轻按压小腿脚踝处能够看到明显的凹陷。此类型瘦腿需要调整好自己的生活习惯，改善内分泌代谢，规律饮食和运动，不要久坐或久站，饮食要清淡。

（2）脂肪型粗腿是因为腿部脂肪较厚，腿部看着紧绷，其实能很轻松地捏起肉。此类型瘦腿需要大量的运动，同时要减少热量的摄入。

（3）肌肉型粗腿的特征是肌肉紧绷，用手捏的时候很难捏住肉，见于长期运动过量者。此类型瘦腿需要适当减少运动量，并且在运动之后充分按摩腿部肌肉，使变硬的肌肉逐渐变软，从而一点点减掉。

常见的腿型问题基本都是由骨盆前倾和假胯宽造成的，不要让

"跷二郎腿"影响你瘦腿!推荐六个常见瘦腿动作。

动作一:空中倒着踩自行车。平躺在瑜伽垫上,双手自然放置在身体两侧,双腿逆时针踏步(就像回踩自行车一样),腹部始终保持收紧状态,感受核心力量。动作要缓慢,坚持3~5分钟。

动作二:侧卧蚌式开合腿。侧躺在瑜伽垫上,身体保持稳定,腹部收紧,弯曲膝盖双脚并拢,像蝴蝶扇动翅膀一样分开膝盖,始终保持双脚接触,向上抬起上侧膝盖至动作顶点稍停后还原。再次分开和合并膝盖,动作尽量慢。

动作三:侧卧抬腿。侧躺在瑜伽垫上,手撑着头部,一条腿伸直抬起再落下,腹部收紧。腿尽量伸直,在最高点停留一下,放下时腿别沾地。左右腿各做20个,共40个为一组。

动作四:臀桥。平躺在瑜伽垫上,双手自然放置在身体两侧,保持头、肩、手臂不动,下腰部和臀部有规律地向上挺起和下落。

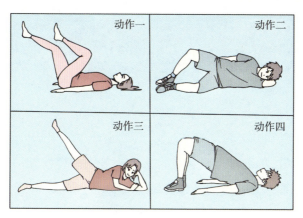

动作五:靠墙站。要注意后脑勺、两肩胛骨、臀部、小腿肚、双脚后跟贴墙,把手放在腰后,只留出一掌的缝隙,每次坚持10分钟。

动作六:箭步蹲。站立在瑜伽垫上,单腿向前迈一大步,双手自然垂下或者握拳于胸前,单腿向下压,接触到瑜伽垫后还原,确保前侧大腿和腹部之间有90度夹角。用大腿前侧和臀部发力,单腿一边20次,共40次为一组。

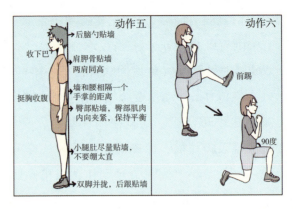

除了以上常见的方法外,还有泡脚瘦腿法、敲胆经瘦腿法、青蛙趴、夹书抬腿等,选择一种自己喜欢的运动,这样才能做到长期坚持。

78. 你了解羽毛球运动吗?

【敲重点】羽毛球运动包含大量的不规则的爆发性动作,结合了有氧运动与部分无氧运动,带有部分的高强度间歇训练(HIIT)的特点,这些特点都可以让你更高效地减肥。

【知识解答】羽毛球运动是有效的减肥手段之一,是以有氧代谢供能为主的耐力性练习项目,消耗的能源物质以脂肪为主,经常用到的肌肉有股四头肌、腰肌、腹肌、背肌、肩部和腕部肌肉等。

想通过打羽毛球减肥,请坚持以下几点。

(1)定时定量打球:每个星期打球2~3次,每次打1小时以上,打球中途休息时间不要超过运动时间。

(2)不打球时可以做其他运动:不打球的日子,可以选择跳绳。跳绳是一种非常高效的有氧运动,除了能减脂外,还可以训练手腕的灵活性、提高弹跳力，这些对羽毛球运动有很大帮助。

（3）运动前要热身，避免受伤。

（4）运动后要拉伸放松，增加肌肉的收缩性和伸展性，促进肌肉运动，从而使运动效果最佳化；使僵硬的肌肉得到舒展，使血液流动畅通无阻，避免肌肉变粗或变厚，使身体线条更流畅、完美。

（5）控制饮食：打完球之后饥饿，可以适量地补充一些高蛋白质、高纤维的食品。出汗多时应适当补充盐水或运动饮料，以防出现脱水等情况。

79. 你了解平板支撑吗？

【敲重点】平板支撑是静力抗阻运动，重塑形而非减肥，需要循序渐进。

【知识解答】平板支撑是非常高效的核心训练动作，既能提高身体代谢速率，改善身体姿势，提升精气神，增强核心肌群，提高运动能力，也可以减少背部和脊柱受伤的风险。

平板支撑保持姿势正确的要领：

（1）检查肘肩，保持双肘在肩正下方的位置。

（2）保持身体呈一条直线。

（3）有意识地内收和控制骨盆。

（4）寻找肋骨和双髋接近的感觉。

（5）始终保持推离地面。

（6）收紧臀部肌群。

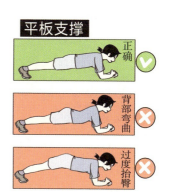

常见错误姿势有：翘臀，臀部掉下去，低头，憋气。

那平板支撑要做多久呢？平板支撑是典型的因人而异的锻炼方法，一次做半分钟就可以达到一定的锻炼效果，要根据个人身体情况做决定，感觉状态好的话就坚持 1~2 分钟，最长不超过 3 分钟，可以分组展开。从未接触过平板支撑的运动者可以降低难度或缩短支撑时长，然后逐步加大强度。

80. 游泳与跑步，哪个减肥效果更好？

【敲重点】选择适合自己的运动才是最好的。

【知识解答】游泳和跑步各有好处，只有根据自身情况，找到适合自己的运动才是最好的。

（1）跑步时较多使用股四头肌、小腿肌群、核心肌群、臀大肌和腘绳肌 5 个主要肌肉群。游泳则更像是一项全身运动，游泳中肌肉不仅会在锻炼过程中消耗热量，即使运动结束了，身体依旧保持较高的代谢水平，使基础消耗热量水平增加。

（2）跑步与游泳均对健康有帮助作用。

（3）跑步是一项高冲击的运动，不当的姿势会容易造成关节损伤。而游泳对身体关节的伤害相对要小一些，运动寿命更持久一些。

（4）跑步和游泳都依赖于强大的肺功能，但是游泳的呼吸技巧比跑步更难掌握。

（5）游泳可以改善睡眠、帮助缓解压力，对妊娠期的女性很友好，对多发性硬化症患者也有好处。而跑步容易上手，可以改善背部的健康状况，提高免疫力，改善心理健康，减少抑郁，降低血压等。

(6) 选择：① 如果你有关节疼痛，游泳比跑步更适合你。② 如果你有下肢伤病，游泳是更安全的选择。③ 如果你的肩部有伤，跑步反而是更好的选择。④ 如果你想改善骨骼健康，游泳无法做到，请把简单的跑步变成增强骨质健康的负重跑。

81. 长跑不喘不累的小秘诀你知道吗？

【敲重点】想要长跑不喘不累，请注意呼吸方式。

【知识解答】长跑应以有氧慢跑为主，初跑者建议以 50%~70% 的最大心率（220-年龄）进行，同时考虑自身的主观疲劳度。推荐 4 种呼吸小技巧，愿你能够不喘不累不受伤。

(1) 腹式呼吸法：通过鼻子吸气，专注于扩大腹部，然后通过嘴呼气。

(2) 细胞分裂呼吸法：用鼻子呼吸并开始跑步，慢慢加速直到快要必须张开嘴喘气的速度，四步一吸，四步一呼（先跑四步吸气，"吸、吸、吸、吸"，再跑四步呼气，"呼、呼、呼、呼"）。

(3) 遵循"谈话测试"：保持能对话的速度，能够边跑步边聊天。

(4) 韵律呼吸法：三步一吸，两步一呼，呼气起始阶段对应的落地脚是交替的。

正确的跑步方式：穿运动服，选择平坦安全的地方跑步；跑步前做拉伸准备，包括髋、腿、臀等；跑步后不要马上停下来，慢跑大约 5 分钟，让血液循环和呼吸正常运行，再做些伸展活动缓解关节与肌肉压力。

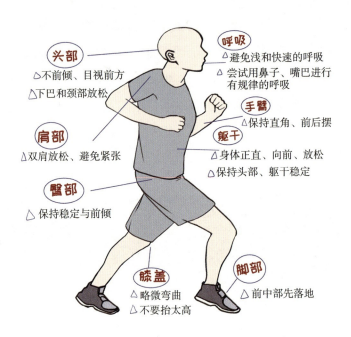

82. 马拉松跑步注意事项有哪些？跑后如何恢复身体？

【敲重点】 马拉松不适合心脏病、高血压、糖尿病、过度肥胖、年纪太大等人群。跑马拉松，切记做足准备！

【知识解答】 赛前一周：比赛前还是要坚持训练，需要逐次递减训练量，跑前一天可以进行短距离跑，赛前不要进行肌力训练，要让肌肉恢复到最佳状态，储存好能量备赛。

跑前准备：

（1）在马拉松开始前至少48小时保持充足的水分。

（2）充分的时间做好准备工作，如提前上厕所。

（3）穿戴合适的装备，宽鞋紧袜、修剪脚指甲等。

（4）比赛开始前1小时至少摄入300卡路里热量，赛前30分钟，可以喝一些高浓度的葡萄糖水。

（5）进行彻底的热身，可以小跑至少10分钟，慢跑至微出汗即可，做几个30米的加速跑，做一些轻度的拉伸动作，如压腿、压腰、转体、押肩等活动，将相关的关节、韧带、肌肉都活动开。

跑中建议：

（1）10~20分钟时会遇见第一次"难受"阶段，叫作"第一极限状态"，这是人体中的正常现象。放慢跑速调节呼吸或行走2~3分钟即可。

（2）通常没经过马拉松训练的人跑到30分钟左右时，会遇到人体中的"运动性生理极限状态"，包括肌肉痛、关节痛，极强的疲劳感，产生放弃的心理等。应放慢速度甚至采用走跑结合的方式，主动加深呼吸。如果难受的症状持续时间较长，最好放弃比赛。

（3）不要猛喝水，应多次少量，边跑边补，避免被呛到。

（4）不要与别人比较，否则会破坏自己原有节奏。

（5）接近终点，一定量力而行，不要盲目冲刺。

跑后建议：

（1）不要立即停下休息，至少慢走5分钟，注意补充水分，拉伸韧带、活动关节。

（2）不要马上大量饮水，这会增加心脏负担，20分钟后再适量补充水分。

（3）可以用凉水从大腿往下冲，放松腿部肌肉，跑完不宜进行太高强度的拉伸。

（4）跑完当晚睡觉时候可以将腿部垫高，促进血液循环。

（5）可能会在跑完2天后才出现腿部酸痛，这时候不需要进行排酸跑，乳酸在运动结束后2小时基本就会被身体代谢排出，肌肉酸痛其实是肌肉损伤疼痛，这时候可以进行低强度的运动或者拉伸，促进血液循环，加速修复。

83. 不同的路面会影响跑步的动作姿势吗？

【敲重点】面对平路、上坡以及下坡时，肯定需要有适当的跑步姿势与之相对应。

【知识解答】"这个世界上没有完全相同的赛道，所有的赛道也不会像跑友们所期待的那样永远笔直、宽敞、平坦。"在平时的训练中，跑者或许还能够选择完全平坦的体育场跑道，但是到了赛场上，即使是最好的一条线路，上坡、下坡也都是"必由之路"。

我们通常反复练习而适应的跑步姿势往往适用于跑平道。当跑到上坡、下坡路时，如果依旧坚持用跑平道的跑姿，身体可能会感到一些不适，跑步效率也随之打折扣，还有可能会让身体受伤。

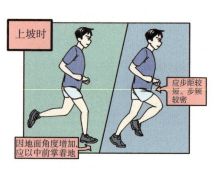
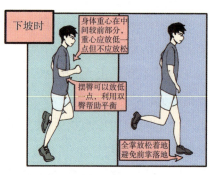

有经验的跑者建议，跑上坡路时，需要花费更多的力气去应对一个叫"重力"的阻力成分。这种情况下，双腿肌肉的负荷大大增加。因此，跑上坡路时，除了调整身体前倾情况，应当控制好步速，适当减小步幅。

跑下坡路时，应该保持身体直立且与地平线垂直，使重心在脚下，从自我感觉上使得自己的身体略微向后。与此同时，要保持身体、腿部、脚部、手臂综合协调控制跑姿，减小腿部与膝盖的冲击力。

因此，面对平路、上坡以及下坡时，需要适当调整跑步姿势以适应不同路况，减少身体受伤。

84. 想爬楼梯减肥，应该注意哪些问题？

【敲重点】爬楼梯不是什么可怕的伤膝运动，错误的动作才是最可怕的！

【知识解答】游泳对膝盖最友好，爬楼梯过程中膝盖会承受 3.2~3.5 倍的自重压力，跑步是 4 倍，跳绳是 4~8 倍。

爬楼梯是一项高强度的运动，每 10 分钟能消耗 85 千卡，用适当的强度和速度爬楼梯，能有效消除腿部脂肪，收紧腿部肌肉，塑造腿部与臀部曲线。对于 BMI＜28 千克/米² 的人群，采用正确的姿势爬楼梯，还能锻炼关节灵活性，强化膝关节附近的肌

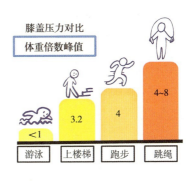

肉，防止老年时的腿部肌肉退化。如果你是大体重人群（BMI≥28 千克/米²）、膝关节受伤人群、膝关节或下肢出现疼痛的人群，要谨慎选择爬楼梯的方式运动。

正确的爬楼梯姿势：① 爬楼梯前先热身，找到正确发力位置，腰腹收紧，臀肌发力，全脚掌落地，一步一台阶；② 重点注意脚尖和膝盖对齐，不要内扣；③ 运动过程中保持呼吸，不要憋气；④ 下楼可坐电梯，减轻膝盖压力，同时自然形成了一个 HIIT 的训练；⑤ 循序渐进，中途可休息；⑥ 结束运动后拉伸放松。

注意：不要追求速度，保证身体的稳定性更重要；不要空腹爬

楼梯，容易低血糖，运动前适当吃点碳水，燃脂效果更好；不要一次跨两个台阶，会增大膝盖压力，容易动作变形；不要只用小腿发力，要用大腿后侧发力。

85. 你的深蹲真的做对了吗？

【敲重点】 深蹲属于复合动作，能够全面锻炼到身体的多个肌群，尤其是臀部和腿部肌肉。在做深蹲运动时，一定要注意维持姿势正确、呼吸控制得当、保持身体平衡等要点。

【知识解答】 常做深蹲可以提高心肺功能，增强核心稳定性、爆发力等，但是老人和肥胖人群尽量不要做深蹲。

标准深蹲的姿势：

（1）双脚与肩同宽，脚尖略微指向外侧，膝盖与脚尖方向一致。

（2）挺直腰背，不要弓背，以免造成对腰部的损伤，收紧腹部，双手放在胸前或者伸直。

（3）屈髋，也就是臀部向后坐的时候顺势屈膝下蹲，起身的同时伸髋伸膝，注意不要锁膝关节。

（4）深吸气，重心保持在足底，慢慢下蹲，直到膝盖弯曲成90度或者更小，注意不要让膝盖超过脚尖太多。

（5）保持身体稳定，保持下蹲姿势1~3秒，然后慢慢站起。

深蹲的注意事项：

（1）保持正确的姿势：保持腰背挺直，腹部收紧，膝盖与脚尖方向一致，不要出现膝盖内扣或者脚跟离地的情况。

（2）控制呼吸：保持正常的呼吸节奏，不要憋气或者过度用力呼吸。

（3）保持平衡：注意身体的平衡，不要出现身体摇晃或者倾斜的情况。

8种深蹲动作：

（1）徒手深蹲：双脚与肩同宽，腰背挺直，核心收紧，双臂前平举；臀部向后坐并屈膝下蹲至大腿与地面平行后起身；全程保持背部挺直，膝盖与脚尖方向一致。

（2）宽距深蹲：双脚约两倍肩宽站立，腰背挺直，核心收紧，双臂自然下垂；臀部后移下蹲至大腿与地面平行，稍停后起身；注意膝盖与脚尖方向一致，全程保持背部挺直。

（3）靠墙深蹲：背朝墙面，双脚与肩同宽站立，调整好与墙面的距离（蹲到最低点时大小腿垂直，大腿与地面平行，背部贴墙）；双手各握哑铃垂于体侧，双脚站稳，肩部贴墙，下蹲至大腿与地面平行后起身还原；膝盖与脚尖方向一致，全程挺胸收腹。

（4）药球深蹲上举：双脚比肩略宽站立，挺胸收腹，双手握住药球于体前；臀部向后坐并屈膝下蹲至大腿与地面平行后起身，起身的同时将药球举过头顶；在顶点稍停后还原，然后再次下蹲。

（5）哑铃深蹲：双脚与肩同宽站立，挺胸收腹，双手各握哑铃垂于体侧；臀部向后坐并屈膝下蹲至大腿与地面平行后起身还原；膝盖与脚尖方向一致，全程保持背部挺直。

（6）药球缓冲深蹲跳：双脚分开与肩同宽，双手握住药球于体前，挺胸收腹；臀部后移下蹲至大腿与地面平行后迅速起身跳起；双脚落地时顺势下蹲至大腿与地面平行后起身还原。

（7）哑铃深蹲跳：双脚与肩同宽站立，挺胸收腹，双手各握哑铃垂于体侧；臀部后移下蹲至大腿与地面平行后起身，起身的同时向上跳起；双脚落地时注意缓冲并再次屈膝下蹲。

（8）哑铃深蹲伐木：双脚与肩同宽站立，挺胸收腹，双手握住哑铃置于体前；臀部后移下蹲至大腿与地面平行后起身；起身的同时，一只脚全脚掌支撑保持身体稳定，另一只脚发力蹬起带动腰胯转动将哑铃举至对侧肩部上方；在顶点稍停后还原，然后再次下蹲并换边起身。

86. 靠拳击健身减肥？这些事你千万别盲目做！

【敲重点】 拳击是一种高强度、全身的有氧运动，能有效燃烧脂肪和提高新陈代谢。拳击运动又很容易受伤，包括手腕部、头部、肩颈部、躯干、四肢等，所以一定要在专业的指导下进行。

【知识解答】 拳击运动1小时能够消耗大约600千卡的热量，拳击练习涉及全身多个肌肉群，因此在同等的时间内，它能够燃烧更多的热量，从而更有效地减少脂肪。除了燃脂，拳击还能提高身体的肌肉力量、耐力、爆发力和心肺功能，同时提升心脑血管和中枢神经系统的机能。

拳击运动需要一定的技巧和训练，需要在专业教练的指导下进行。在进行拳击运动时，需要注意以下几点。

（1）合理安排训练时间和强度。拳击运动是一种高强度的有氧运动，过度训练容易造成身体疲劳和受伤，要根据自己的身体状况合理安排训练时间和强度，避免过度疲劳和受伤。

（2）佩戴符合标准的头盔和护具、手部绷带与胶带等。

（3）注意饮食和营养摄入。

（4）运动后及时补充水分，防止体内电解质紊乱。

（5）结合其他运动方式。拳击运动虽然对减肥有很好的效果，但单一的运动方式容易造成身体适应，导致减肥效果下降，可以结合力量训练、有氧运动等，提高减肥效果和身体素质。

87. 想要腹肌？卷腹运动了解下

【敲重点】 卷腹是一个微微卷起上半身，来集中训练上腹部肌肉的动作。

【知识解答】 卷腹的做法比较简单：先平躺在地上，双膝弯曲抬起成 90 度，脚掌平放在地上。此时两手交叉放在胸前或是贴在头部两侧，然后一边用腹部肌肉把上半身微微带起到 45 度左右，一边慢慢吐气，眼睛看向肚脐。在呈 45 度的位置停留 2 秒，然后再一边吸气，一边下躺到肩膀落地的位置。卷腹动作幅度并不大，但能真切感受到都是腹部在发力。需要注意的是，卷腹运动并不是把脊椎卷起来，而是用身体卷曲的方式微微抬起，起来时下背没有离开地面。

每天坚持卷腹，为什么不见腹肌呢？原因有以下几点。

（1）自身体脂率太高，练腹肌必须要降低身体体脂率，一般男性体脂率控制在 15% 以下就可以看到腹肌轮廓；女性体脂率控制在 23% 以下，就可以看到马甲线或腹肌轮廓。所以要先进行有氧运动，降低体脂率。

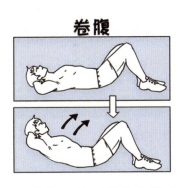

（2）卷腹是在一个方向的单一位置上进行，并不练全身肌肉，要瘦局部，必须先做全身性的运动。

（3）需要适当增加难度，肌肉需要负荷渐进才能生长，负重练习，循序渐进。

88. 暴汗减脂的动感单车适合你吗?

【敲重点】 动感单车规避了自行车运动场地受限的缺点,避免了安全问题,加入了人体工学设计,能够避免腰肌劳损。但在骑动感单车时,常常需要克服额外阻力来达到锻炼目的,这会成倍增加膝关节的压力,使得膝关节损伤。

【知识解答】 动感单车结合了有氧和无氧的运动方式,不仅可以增强心肺功能,还有很好的减脂效果。骑 40~60 分钟,可以消耗 500~600 千卡热量。在骑行过程中,全身各部位肌肉都可以得到锻炼,且骑行结束后仍有持续的热量消耗。

动感单车运动中常见的膝关节疼痛包括膝前痛、膝内侧痛、膝外侧痛和膝后痛,如果出现膝关节症状,要暂停动感单车运动,必要时到医院就诊,明确疼痛原因,进行相应的治疗,并调整训练器械和内容。在骑动感单车时,需要注意以下几点。

(1) 选择合适的车辆。根据自己的身高或者腿长选择合适的车辆曲柄长度,降低损伤风险。

(2) 调整好车座高度。车座高度应与髋关节齐平,保持车座平行于地面。

(3) 调整车把的宽度。车把宽度应与肩同宽,并调整其到和车座齐平的高度。

(4) 纠正骑行的姿势。骑行时尽量使用臀部肌肉和大腿后侧的腘绳肌发力来踩脚蹬,放松股四头肌和小腿肌肉,降低对股四头肌和膝关节的压力。

(5) 选择合适的负荷。可以使用公式"208-(0.7×年龄)"来确认自己的目标心率。

(6) 训练后注意拉伸。

五 减重减脂——综合篇

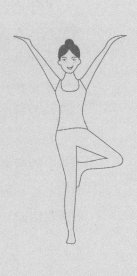

89. 产后瘦身应该知道的二三事

【敲重点】产后瘦身主要针对在孕期补充营养过剩、引起脂肪堆积导致肥胖的女性,需要从饮食和运动两方面进行合理的调整。

【知识解答】产后6周至6个月内,是控制体重的"黄金期"。一般可以通过均衡饮食、适当运动、合理休息等来减肥。

由于产后可能存在产妇身体并未恢复的情况,所以在饮食方面要多摄入高蛋白食物,比如牛肉、鱼肉、豆制品以及羊肉等。还需要注意控制高热量食物的摄入,并且多吃新鲜蔬菜、水果。新鲜蔬菜、水果含有各种维生素、膳食纤维、果胶,以及微量元素,具有一定的改善肠道功能、加快新陈代谢等好处。

在运动方面不能追求快速减肥,应做缓和性的有氧运动,比如慢跑、饭后散步、瑜伽及产后瘦身操等。要根据身体情况控制运动时间和运动强度。同时也需要注意充分休息,每天保证8小时以上的睡眠时间。意志决定减肥的效果与质量,坚持就是胜利!

90. 糖尿病患者该怎么减肥?

【敲重点】糖尿病患者可以通过饮食控制、适当运动、遵医嘱用药等科学减肥方式来控制血糖,减肥的过程中要避免出现低血糖。

【知识解答】 糖尿病和肥胖有着非常密切的关系，肥胖是导致糖尿病的重要因素之一。糖尿病患者减肥需要做到以下几点。

（1）做好思想准备。减肥是一个非常漫长的过程，所以糖尿病患者要做好充分的思想准备，这是非常关键的一个方面。

（2）定期监测血糖、血脂。糖尿病患者在减肥的过程中要注意监测血糖、血脂，尤其是要让血糖处于平稳合理的范围之内。虽然减肥非常重要，但是如果在减肥的过程中发生了低血糖，会对患者造成比较严重的影响。血脂的监测也同样如此，应避免出现血脂偏高的状况。

（3）饮食上加强控制。在饮食方面尽量以清淡易消化的食物为主，避免吃高脂肪、高热量的食物，每餐不要吃太多，不要挑食偏食，更不要暴饮暴食，良好的饮食习惯有助于让血糖处于平稳的状态。此外还需要多吃蔬菜和水果，如芹菜、苹果等。

（4）进行适当的运动。对糖尿病患者来讲，适当的运动能够促进新陈代谢，有助于加快体内脂肪等的消耗，对控制体重有一定的帮助，对平稳控制血糖也有非常重要的作用。此外，运动还能提高身体的抵抗力。

（5）遵医嘱用药。糖尿病患者在减肥期间擅自停药，可能会导致血糖水平出现反复波动，不利于控制病情。

糖尿病患者除了上述注意事项外，减肥时还应该保证充足的睡眠，避免熬夜。如果糖尿病患者出现不适症状，应及时到医院就诊。

91. 高血压患者该怎么减肥？

【敲重点】 高血压患者减肥，首先要进行饮食结构的调整，然后循序渐进地进行运动。

【知识解答】高血压患者的肥胖一般是由摄入过多或缺乏运动导致消耗过少引起的。高血压患者减肥需要做到以下几点。

（1）减肥前要先制订计划，比如每个月减1~2千克刚刚好，过度减肥会对身体造成损害。

（2）高血压患者减肥，需要采取控制饮食和运动相结合的方式。控制饮食就是要认真选择每天摄入的食物种类，计算每天摄入的热量，注意饮食的营养均衡和膳食的合理性，多吃一些新鲜水果和蔬菜。控制饮食不等于禁食，在吃东西的同时，严格执行低盐、低脂饮食，烹调的时候要将盐控制在5克/天。

（3）运动方面，高血压患者要在血压控制良好的情况下，按照制订的计划循序渐进，可以从散步、慢走过渡到快走。如果血压和体力允许，再进行慢跑、打太极拳等方式，量力而行。随着体力的增长可以逐渐增加运动强度，但不要进行过于剧烈的活动，以免引起血压骤然升高，出现危险。

（4）千万不要服用减肥药物，多数减肥药物含有激素，对身体是有影响的。最安全的减肥方式就是合理饮食，科学运动锻炼。

92. 忽胖忽瘦会伤害心血管吗？

【敲重点】忽胖忽瘦比一直胖更危害心血管健康，建议通过均衡饮食和保持运动习惯，将体重维持在理想范围内，这才是最好的"护心之道"。

【知识解答】研究发现，2型糖尿病患者的身体胖瘦变化与心力衰竭风险相关，忽胖忽瘦比一直胖更危害心血管健康。如果体重在短时间内变化幅度过大，会打破身体内分泌系统平衡，导致心血管收缩和舒张功能异常,从而诱发心血管疾病。所以在减肥过程中不要长时间过度人为干预减重,尤其是过度节食、吃减肥药等不健康的减重方式,这将给健康带来更多不利影响。

健康的饮食模式包括:果蔬、豆类、全谷物,每周吃 2~3 次鱼虾等水产;适量吃些坚果、禽肉、奶制品;少吃精制碳水化合物、加工肉类、盐、酒、甜饮料、油炸食品等。同时要保持适量的运动,每周至少安排 3 次中等及以上强度的运动,快走、慢跑、跳舞、游泳等都是很好的选择,有助于增强心脏功能,改善血管弹性,促进血液循环、脂质代谢,减少血栓形成,预防动脉硬化。

需要提醒的是,心脏疾病患者运动时应密切关注身体反应,如果运动后次日早晨感觉疲劳、运动中心率变化异常、血压异常、运动能力出现下降、因呼吸急促而不能自由交谈、面色苍白等,应马上停止运动并在医生指导下调整运动计划。临床上认为,合适的运动量应是运动后微微出汗、呼吸略快但感觉舒畅,无明显疲劳感,第二天睡醒后心率仍然稳定。

93. 女性减肥会导致闭经吗?

【敲重点】 当女性体重减轻 10%~15%,体内脂肪含量丢失 30% 的时候,可能会出现闭经的状况。

【知识解答】 月经主要受下丘脑-垂体-卵巢轴(HPO 轴)的调控,过度减肥、熬夜、剧烈运动、精神压力等都可能会影响到 HPO 轴的调控,出现继发性闭经的情况,导致月经不来。体脂率在 17%~22%时,才能维持雌激素的正常分泌。下面几种行为都可能会导致体内激素改变,影响月经正常。

（1）节食减肥，激素减少。节食过程中，大脑皮质在抑制食欲的同时，会让脑垂体减少分泌促黄体生成素和促卵泡素，这些激素对月经有重要作用，一旦减少会造成月经失调。有些女性经过一段时间的减肥之后，会出现月经减少、月经周期延长，继而出现闭经。

（2）减肥时容易出现情绪波动。情绪的异常波动干扰中枢神经的正常工作，影响到决定月经变化的卵巢功能的调控，使月经周期紊乱，从而导致闭经。

（3）剧烈运动，脂肪率低。由于长时间参加剧烈的体育训练或比赛活动，身体在强烈的应激状态下，促性腺激素分泌下降，从而使下丘脑-垂体功能出现异常，引起月经初潮推迟或正常月经出现暂时的月经紊乱以致闭经。据统计，在长跑运动员中闭经的发生率可高达59%，而芭蕾舞演员则高达79%。

94. 减肥后容易骨质疏松吗？

【敲重点】有研究显示，减肥后骨质疏松的可能性很大。除了可以通过补钙、晒太阳，还可以通过运动预防骨质疏松，增加骨密度。

【知识解答】骨密度反映了骨骼的强度，人体的骨密度和骨量会先随着年龄增长而逐渐增长，直至顶峰，到35~40岁时开始走下坡路，骨质出现流失。

减肥为什么会导致骨质疏松？一方面脂肪和骨细胞来源于同种干细胞，减肥不仅会消耗身体中存储的脂肪，同样会损失骨重，从而引起骨质疏松。另一方面，减肥时期容易营养缺乏，钙摄入不足，也会导致骨质疏松。可以在平时适量地做一些运动以强壮骨骼。

（1）快走。每周3次，每次30分钟，持续7个月后可增加1%腰椎骨密度。走路对股骨颈的骨密度改善效果较为明显，尤其是快走的效果又会比一般走路更好。因此，建议散步时尝试"间歇走"，即散步时注意加入3~5次2分钟的快步走，速度以无法与他人对话为宜。

（2）慢跑、爬楼梯。快走与这两种活动相结合比单一方式更有效。在养成快走习惯后，可以尝试加入间歇性慢跑，或者在经常散步的周边找找"不寻常路"，比如坡度适中的斜坡，或大型建筑物外的楼梯，花2分钟爬个坡或楼梯。

（3）有氧撞击运动：登阶、跳绳、踏步。每周3天，持续6个月以上，可改善女性的腰椎与股骨颈的骨密度。尤其年轻女性每天进行50次的跳绳，持续6个月后，髋骨粗隆骨密度会增加3%~4%，股骨颈的骨密度也有增加的趋势。

（4）综合型阻力撞击运动：重量训练。重量训练对于女性维持腰椎与股骨颈的骨密度有明显效果，但不同的训练部位有不同的效果。仅对抗重力、支撑体重的骨骼部位，或受到肌肉收缩拉力的骨骼部位有刺激，进而出现骨密度的改变。所以进行重量训练的人，应兼顾上肢与下肢的训练，以利于均衡发展。

（5）运动的同时要补充足量的钙，中国人每日的钙摄取推荐量为600~800毫克，对特殊人群，如儿童、青少年、孕妇、老人等，应给予的钙量为800~1 500毫克。饮食中的牛奶、奶酪、酸奶等奶制品的补钙效果最好。

95. 慢性疼痛该怎么通过运动缓解？

【敲重点】运动可以作为治疗慢性疼痛的药物疗法的替代方法。进行体育锻炼，即使不减轻体重，也可以改善睡眠并减少慢性炎症。

【知识解答】 慢性疼痛是一种常见的慢性病，是指超过 3 个月的持续性或间歇性疼痛，可能由组织损伤、慢性疾病、心理因素等多种原因导致。达到健康体重可能会逆转慢性炎症状态、降低关节机械负荷以及改善与慢性疼痛疾病相关的睡眠障碍。有哪些针对慢性疼痛的有效运动呢？

（1）伸展运动：在使用运动治疗慢性疼痛时，拉伸通常被视为第一道防线。一般来说，定期的柔韧性训练可以改善运动范围，增加肌肉循环，激活副交感神经系统。可以在家中进行一些缓解慢性疼痛的伸展运动，如躺在地板上，试着将膝盖放在胸前，将双臂环绕膝盖并尝试拥抱自己；为了伸展臀部，可以通过交叉双腿尝试相同的伸展运动来缓解疼痛。也可以选择有氧运动和一些放松伸展运动的组合。许多慢性疼痛综合征可能是各种肌肉群不正确的长度–张力关系的结果。定期拉伸或"泡沫轴训练"可以帮助恢复适当的长度–张力关系，从而降低疼痛的可能性。

（2）有氧运动：散步是慢性疼痛的有效运动，步行半小时可以帮助增加力量和耐力，也有益于心脏健康。游泳等水中有氧运动也是慢性疼痛的有效运动，对于患有慢性疼痛的个体来说，有助于减轻关节的压力，同时为运动提供阻力。水中有氧运动期间所经历的静水压力有助于增加呼吸系统的负荷，经常游泳是非常好的健身方法，对整体健康也是很有益的。

（3）放松运动：放松练习对于慢性疼痛患者来说很重要，可以进行呼吸练习以应对慢性疼痛。仰卧在地板上，将双手放在腹部，放松肩膀和脚部。通过鼻子吸气，嘴巴呼气，确保释放所有空气，保持身体处于静止状态并继续呼吸一段时间。每天晚上睡觉前重复这个活动，以摆脱慢性疼痛。定期瑜伽练习可以显著改善腰痛，通过各种姿势、控制呼吸和冥想来改善肌肉的运动范围。

（4）强化运动：足够的核心力量可以帮助慢性疼痛患者稳定关节，并减少受伤的机会。做各种核心强化练习，有助于保持正确的姿势和平衡。腹部、臀部和背部的锻炼可以帮助加强核心并提高力量和稳定性。步行和骑自行车等低强度活动通常对关节比较友好，被认为是一种对慢性疼痛患者安全有效的锻炼方式。同样，骑自行车和步行也是身体活动的一个很好的介入点，可以帮助慢性疼痛患者打破不活动的状态，从而避免进一步的疼痛和身体不适。

96. 如何减少减重过程中蛋白质的流失？

【敲重点】在减重过程中，减重不减肌肉和身体必需的蛋白质是所有控制体重的人都想达到的。正常来说不能完全做到只减脂肪，但可以通过摄入蛋白质来减少蛋白质流失。

【知识解答】蛋白质的流失和什么有关呢？

（1）初始体重：基础体重大的人更容易减重，但是这并不一定是脂肪减得多。对于体重正常人和肥胖患者的研究显示，初始肥胖或超重的个体，蛋白质流失的持续时间更长。

（2）热量限制情况：完全节食和限制部分热量相比，完全节食消耗的蛋白质更多。

（3）减重时营养素摄入的比例：从短期减重的成果上看，吃得越少减得越多，但是脂肪的减少相差无几。生酮饮食减掉的水分更多，因为糖原消耗更明显。从长期（6周以上）减重效果看，不同的减重方式中，只有高蛋白膳食有意义。所以减重时，最好可以坚持8周以上较低热量的高蛋白膳食。

知道蛋白质的流失与以上相关后，就可以对症下药了。在减肥过程中，降低热量摄入的同时，应供给充足的蛋白质来减少蛋白质的流失。蛋白质摄入原则为充足、优质、多样。蛋白质的作用有参与构成和修补人体组织；维持体液、酸碱平衡；形成激素和酶，参与机体的代谢；形成抗体，提高机体免疫力；为机体提供热量等。

科学研究显示，在限制总热量摄入时，摄入高蛋白质饮食比摄入低蛋白质饮食的减肥效果更好。但蛋白质摄入过量可能会降低人体的免疫功能，对人体组织产生负面影响。因此，在减肥期间蛋白质的摄入要充足但不可过量。

97. 减腰围的方法有哪些？

【敲重点】挺腰直身收腹；多做有氧运动；白开水、淡茶饮；体重秤、腰围尺；爱打扫、走楼梯。

【知识解答】俗语说"腰带长，寿命短"，腰围过粗会使预期寿命缩短。如果男性腰围超过90厘米，女性腰围超过85厘米，即使体重不超标，也是中心性肥胖。中心性肥胖的危害甚至比体重超标更大。

减腰围的秘诀有以下几点。

（1）挺腰直身收腹。长期低头伏案工作的人，每工作半小时起身走走；走路要抬头挺胸，站立时下巴稍回缩，腹部微微收紧，重心稍微向前。

（2）多做有氧运动。有氧运动能有效改善心肺功能，还能降低血压、调节血脂、控制血糖。

（3）白开水、淡茶饮。最好的饮料是白开水或者淡茶水。

（4）体重秤、腰围尺。家中常备体重秤和腰围尺，能随时了解自己的体重、腰围变化。

（5）爱打扫、走楼梯。多做些家务，就能在不知不觉中保持体形。

98. 脊柱活动度该怎么改善？

【敲重点】上班族通常需要长时间坐在办公桌前，缺乏运动和活动，导致脊柱长时间处于静态姿势，容易造成肌肉僵硬和不良姿势。可以通过坐姿脊柱旋转和一些拉伸运动活动四肢，改善脊柱活动度。

【知识解答】由于久坐不动，越来越多的人脊柱活动度变差，有胸椎旋转幅度不足的，也有腰椎伸展程度不够的。而这些限制都会带来身体的功能不良，严重时还会引起身体各部位的疼痛。

想要改善脊柱活动度，可以练习以下几个动作。

（1）坐姿脊柱旋转：① 身体坐直，两腿并拢往前伸直，脚尖向上。双臂伸直往两侧打开自然延伸，掌心向下；② 吸气，脊椎向上伸展；③ 呼气，身体从脊椎底部开始向右边扭转。配合鼻式呼吸扭转两次，第一次扭转后稍稍回退，紧接着第二次扭转尽力再多推进一

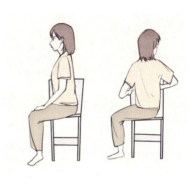

点。在扭转时骨盆保持稳定，双腿不要前后移动；④ 吸气，扭转回到开始的位置，继而呼气转向另一侧。一共做3组，每组12~15次。

（2）椅子伸展：① 身体坐直，双脚平放在地面上；② 将双手交叉放在头部后方，吸气，身体轻轻向后倾斜，感受脊柱的拉伸；③ 保持姿势15~20秒，呼气，然后慢慢回到起始位置。重复3~5次。

（3）核心肌群训练：① 身体坐直，双脚平放在地面上，保持上身直立；② 双手交叉放在胸前，收紧腹部肌肉；③ 慢慢将上半身向

后倾斜，感受核心肌群的收缩。保持姿势15~20秒，重复3~5次。

在日常生活中，建议大家不要久坐，每小时活动一下身体关节，保持良好的生活习惯。久坐可能导致肌肉僵硬、腰椎不适、血液循环不畅等问题。通过上述方法，可以改善久坐带来的身体不适感，促进血液循环，提高工作效率。

99. 如何提高身体的平衡力？

【敲重点】平衡力和核心力量息息相关，可以通过锻炼核心提高身体平衡力。

【知识解答】核心，并不是指人体的某块肌肉，它是一个强大的功能性组织，包含了整个躯干。核心肌群可以稳定呼吸系统，稳定静态躯干，动态传递力量。强大的核心肌群，能够使运动中的身体得到稳固的支持，减小训练中关节的负荷，预防损伤。还可以减小四肢的应力，提高整体运动效率，降低不必要的热量消耗。核心的锻炼可以分为四个阶段。

（1）入门阶段：腹式呼吸，激活核心肌群。平躺在地上，放松躯干，腰部压紧地面，把手放在腹部上，头抬起，模仿咳嗽的感觉，慢慢把核心（腹部）收紧；等到腹部完全绷紧之后，开始吐气，吐气的同时尽量把腰往下压。随后可以结合腹式呼吸做一些动作。

（2）基础阶段：静力对抗，稳定躯干。① 平板支撑动作要点：双手肘撑地，两脚分开，保证脖子的自然角度，不要耸肩；头部、上背要在一条水平线上，肩部垂线和手肘在一个位置；每次保持1~2分钟。② 臀桥动作要点：仰卧，屈膝分腿，两脚靠近臀部踩地；核心收紧，臀部离地上下振动；向上挺时，臀肌用力收紧、收缩肛门；下来时臀部不要碰地；此动作反复做10次，最后挺髋静止10秒。需要注意的是，躯干上抬时以臀部为着力点和上移的中心，而不是中下背部。肩和上背作为同一个支点提供稳固支撑，不要追求将上背抬起，那样很容易损伤肩部和颈椎。

（3）进阶阶段：外力对抗，稳定躯干并发力。超人式平板支撑动作要点：在平板支撑动作基础上，同时抬起左手和右脚，用左脚和右侧肘关节支撑；注意身体仍然保持比较平直的状态，此时难度增大，避免身体歪斜；保持几秒后换另一侧动作。

（4）高阶阶段：力量传导。深蹲跳动作要点：自然蹲下，腿部发力，用力推起身体并往高处跳；落下时，身体尽量下蹲，回到初始姿态；弯曲膝关节以减小冲击力，重复练习。

练核心要以全身性的动作为主，不是局部的单一动作，全身动作有助于减少运动风险。

100. 减重过程中怎么保持皮肤光泽有弹性？

【敲重点】 科学、合理地减重，保持循序渐进的运动方式和健康的饮食习惯，会使面部和身体的轮廓更清晰、皮肤状态更好，同时也能提高人体的免疫力以及皮肤屏障保护力。

【知识解答】 由于肥胖期高糖、高脂的不健康饮食方式，使皮肤的"糖化反应"侵害皮肤胶原蛋白，让皮肤弹性下降，肤色暗沉。高脂饮食还会引起皮脂代谢异常，导致脂溢性皮炎。当变胖时，脂肪的增多会使皮肤的弹性蛋白纤维伸长，皮肤长期被撑大，导致弹性蛋白纤维损伤断裂。在减重过程中如何让皮肤恢复光泽，并保持弹性呢？

（1）循序渐进：运动在消耗身体热量的同时还能够增加肌肉，让身体线条更流畅。短期内过度减重，皮肤没有足够的时间去修复已损伤断裂的弹性蛋白纤维，导致皮肤松弛、弹性下降。过度减重，皮肤可能会产生萎缩纹，所以减重目标以每个月减重1~2千克为宜。让皮肤和身体有适应的过程，每日适当消耗脂肪，控制减肥速度，避免皮肤松弛，有效维持体重不反弹。

（2）适当增肌：在减肥过程中，可以适当进行增肌运动，如进行平板支撑、仰卧起坐等抗阻运动，提高肌肉耐力，预防皮肤松弛。有氧运动能减少脂肪，但是只做有氧运动是不行的，力量训练能加快脂肪燃烧，使肌肉变得更紧实，让皮肤紧绷，而且保持弹性。

（3）合理饮食：蛋白质是合成肌肉的重要成分。在减肥过程中，避免长时间处于饥饿状态，可以适当多吃富含蛋白质的食物，比如鸡胸肉、鲜虾、三文鱼、赤小豆、牛肉等食物，促进新陈代谢，有利于增肌。爆炒、油炸、油煎、烧烤等高温烹调方式，都会使食物产生大量糖化终产物，所以应低温烹调。少吃精制碳水化合物食物，包括精米白面和甜食；适当吃全谷物和粗杂粮。

（4）充分休息：在进行锻炼后要进行充分的休息，不可使身体处于过度疲劳的状态，也需要做好局部皮肤的护理措施，避免紫外线对皮肤的长时间照射。若运动过程中出现不适症状，需要及时就医缓解。

101. 长时间静坐的危害，你知道吗？

【敲重点】长时间静坐包括工作、休闲娱乐和通勤等情况下的静坐。长时间静坐的健康危害种类很多，危害严重。

【知识解答】 长时间静坐的人，腿上没有肌肉收缩的压力冲开静脉瓣，血液就无法在血管里顺畅流动，在穿紧身裤的情况下更容易有凝结形成血栓的可能。

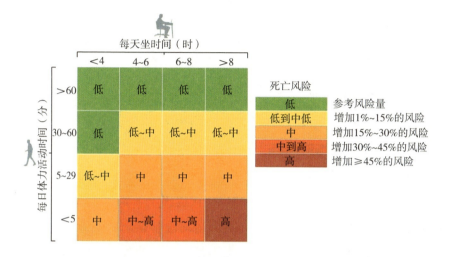

长时间的静坐行为可能会导致体质下降和心血管疾病风险增加，甚至会影响心理健康状况。一项基于37～73岁成年人的研究表明，与每日静坐时间≤2小时的人相比，每日静坐时间>6小时的参与者患缺血性心脏病、糖尿病、慢性阻塞性肺疾病等12种慢性病的风险更高。前瞻性研究结果表明，无论体力活动水平和BMI如何，长时间静坐与全因死亡率和心血管死亡率相关。长时间静坐不仅会显著增加心血管疾病的死亡风险，还会增加2型糖尿病的发病率和死亡率。平均静坐时长与心血管疾病风险及全因死亡风险呈剂量-效应关系。

此外，长时间静坐不仅会影响心肺健康，还会"抵消"身体活动的整体益处以及骨骼肌活动对心血管功能的益处。

102. 什么样的运动强度能抵消久坐伤害？

【敲重点】 用任何强度的运动代替久坐，都有好处。

【知识解答】 驾车上下班、长时间坐着办公、回家躺着看视频……即使不算睡眠时间，一天也不知不觉静坐超过 8 小时，这大概是现代人的静坐现状。

世界卫生组织曾对常年久坐的成年人提出了一条建议：用任何强度的运动代替久坐，都有好处。《英国运动医学杂志》刊发的一项研究显示，久坐时间和运动量之间需要遵循一个"动静结合"：当久坐 1 小时后，进行 3 分钟中等至剧烈运动，如跳绳、慢跑、开合跳或爬楼梯，或者是 12 分钟轻度运动如走路、做家务、整理书桌等，是改善健康和降低早亡风险的最佳方式。这就是说，动静结合可以抵消久坐的危害。其实学生时代的课间 10 分钟应该就是"动静结合"的理念。

所以每隔一段时间，站起来活动活动，对健康有潜在的好处，不要到了健康问题显现，才想到去运动，那时就有点为时已晚。

103. 什么是 CrossFit？

【敲重点】 CrossFit 是一个起源于美国的健身训练体系，与健美不同，它不以身体外形为主，不强调孤立肌肉训练，而是以获得特定的运动能力为目标。

【知识解答】 CrossFit 有一些著名的基准训练，比如 Fran 和 Murph，人们可以重复这些训练，来检视自身的健康状况、体能或功能性运动表现是否有改善。大部分时候每天会有不同的训练安排（不同的动作、运动组数、强度和时长），但这并不代表这些训练计划是随机制订的。CrossFit 制订训练计划会战略性地改变训练刺激，以便适应各种不同的体力活动。

同时，CrossFit 在运动机能以及日常生活运动表现的改善上有非常大的作用。比如，你有没有过从地板上捡起东西，在椅子上坐下又站起来，或者将物品放在架子上的经历？如果是这样，您已经进行了硬拉、深蹲和肩部推举。在 CrossFit 中，人们训练这些类型的动作，因为它们是生活需要的动作，它们对独立生活至关重要。当人们使用这些运动来长距离移动大负载物品时，就会迅速发展力量，从而产生巨大的力量和身体控制力。

104. 为了配合运动燃脂，是不是应该尽量少吃主食？

【敲重点】 糖类不仅是机体主要的热量来源，更是运动时重要的热量来源。但为了燃脂，就需要因人而异地调整碳水的摄入量及种类。

【知识解答】 在人体内，糖类不仅是机体主要的热量来源，更是运动中重要的热量来源。机体的热量消耗主要包括维持基础代谢、从事体力活动（包括体育锻炼）及食物热效应 3 个方面。热量摄入不足，会引起饥饿感，导致体力和工作效率下降；摄入过多，则容易引发肥胖及相关慢性病。

从营养的角度看，蛋白质、脂类、糖类、维生素、矿物质和水都是人体所必需的。每天工作生活需要的热量，主要是由蛋白质、脂类、糖类这三类营养素在体内的氧化代谢而产生。

在营养素充足的情况下，多余的葡萄糖会合成运动所需要的糖原，贮存在肌肉和肝脏中。但如果糖原充足且还有多余的葡萄糖，就会合成脂肪贮存在体内。

可见，如果糖类摄入过少，会因缺乏热量而影响运动锻炼中的耐力训练。所以，与运动相匹配的合理营养，重点在于富含碳水的食物的适宜选择和摄入量的控制。对于经常运动之人，每天的碳水类食物建议占到热量供给的50%~65%。

若运动的主要目的是为了减重燃脂，在控制总热量摄入的同时，要尽量避免摄入短期快速升高血糖的碳水类食物，如白砂糖、红糖、冰糖、果葡糖浆、蜂蜜等，而要尽可能选择GI值较低的复合碳水类食物，如粗粮、薯类等，别忘记配合均衡饮食。

105. 减肥锻炼前吃点东西，脂肪消耗快于空腹锻炼！

【敲重点】 在较长时间未进食的情况下，运动前吃点易消化吸收的食物，有助于防止运动中发生低血糖，让运动更有利于减重减脂。

【知识解答】 很多人觉得空腹进行有氧运动更有助于燃脂，但殊不知脂肪"咔咔掉"的同时，肌肉也被消耗，身体的代谢随之降低。甚至有研究表明，空腹晨练的脂肪消耗率只有非空腹时的80%。

如果是早上锻炼，可以在锻炼前30分钟进行热量补充，晨起空腹喝150毫升的温水，在水中加少许燕麦效果会更好。

如果是午后锻炼，可以吃点面包、低脂酸奶或者香蕉等，让锻炼效果事半功倍。锻炼中或结束后，可适当补充水分。运动后半小时内不要大量进食，否则会影响消化，或引起胃肠不适；要注意小口补充水分，一定强度的运动后短时大量饮水会给心脏造成负担。

总之，每个人因年龄、身体状态、运动技能等条件的不同，要选择适合自己的运动方式；锻炼前可以吃点食物，在种类和数量有限制的情况下，更有利于脂肪"咔咔掉"。

106. 适合运动前吃的食物有哪些？

【敲重点】运动前可适量吃一些易消化、富含碳水的食物，能够及时补充热量。

【知识解答】运动前吃东西是为了避免运动中有饥饿的情况和保证运动效果。运动前吃什么取决于吃东西到运动的时间间隔。总的来看，越接近运动时间，食物选择就要以非精制加工的碳水为主，如吃新鲜水果而不是果汁。如果运动前进食的时间距离运动时间较远，食物选择就应适当加入蛋白质和脂肪来均衡营养。

简单地按时间分段来看，运动前1小时以内，以非精加工碳水为主。运动前2~3小时，以非精加工碳水+蛋白质为主，加入适量的蛋白质可以帮助稳定血糖并且在运动中更管饱。运动前4小时以上，应均衡碳水、蛋白质和脂肪的摄入，这个基本上就属于正常吃饭了。另外，保证这一餐有肉有菜有主食，按照自己的食量吃就好。

107. 运动中需要吃东西补充热量吗？

【敲重点】运动中是否需要补充热量，要依据运动的类型与强度而定。

【知识解答】根据运动类型、运动量、自身感受等综合因素确定是否需要在运动中补充热量。

如果当天是以无氧运动为主的短时间训练，那运动中的加餐是没有必要的。

如果大部分是有氧运动，且当天训练时间较长（如1小时以上），或者强度较高，或可能有低血糖反应，建议吃含糖量较高的食物（如1根香蕉）或者喝约240毫升含糖的饮料，用以适量补充热量。例如，在环城健步走、半程马拉松、乒乓球、游泳等运动中，可以选择吃根热量负担小、易于消化的香蕉。

另外，运动中补充适量的热量还具有缓解紧张情绪的作用。

108. 减肥时期如何外出就餐？

【敲重点】减肥期间我们无法拒绝社交就餐，因此，良好的饮食管理非常重要。

【知识解答】减肥期间有朋友约你外出就餐，是很纠结的事。外面制作的食物不仅热量难以控制，而且还可能会有一些不健康的油炸食品，甚至有一些高脂肪的食物。如何使外出就餐既不会影响到减肥进度，又不影响社交呢？

办法之一是减小自己胃口。如外出之前吃点水果等，先垫垫肚子。外出就餐的很多时候，即使刚开始很在意控制饮食量，可吃着吃着不由自主就吃多了。因此不妨在出发之前就做好准备，提前吃1个苹果，可以有效降低食欲，这样即便我们想吃，也吃不了太多。

办法之二是要点健康的菜。如果外出就餐有机会自己点菜，千万不要放过这个好机会。可以选择一些比较健康的菜，这样可以帮助我们减少热量的摄入。比如说，对于虾这种食材，我们可以选择吃白灼虾，而不要吃油爆大虾。用餐时如果感觉到口渴，可以用素汤来代替饮料。

此外，要拒绝一切零食，尽可能减少热量摄入。

109. 肌肉必须天天练吗？

【敲重点】想保持肌肉力量，只需要达到最小的锻炼量就可以！

【知识解答】保持肌肉的最小锻炼量，也就是防止肌肉萎缩和力量虚弱所需要的最小运动量。运动生理学家发现，对于年龄在20~35岁的人来说，每周进行1次力量训练，坚持32周，就能保持肌肉力量和肌肉块头。每次锻炼时，每个力量训练动作仅做1组就够了。不过，对于年龄超过35岁的人来说，每周需要锻炼2次，每个动作做2~3组。就是说，关键不在于锻炼的频率，而是锻炼强度。只要能保持锻炼强度，即每次都举起相同的重量，每周训练1次就足以保持肌肉力量。

运动机能学家认为，尽管有"用进废退"这样的说法，但身体只需要相对少的努力就能维持它所积累的肌肉重量。我们要做的就是定期向肌肉发起适度的挑战。

身体素质较好的中青年人，可以用专门的器械进行力量训练。锻炼方案：连续 6~8 个动作，如杠铃深蹲、杠铃送髋、杠铃卧推、负重引体向上、哑铃农夫行走、绳索面拉、杠铃硬拉和哑铃肩推等。锻炼时长：每次持续 25~50 分钟最有效。

对于中老年人来说，为了避免受伤，应选择相对温和的力量训练方式。这些方式包括自重训练（箭步蹲、俯卧撑、平板支撑、仰卧起坐等）、自由重量训练（用哑铃做肱二头肌弯举、负重深蹲等）或借助弹力带的阻力训练（绳索伐木、绳索面拉等）。如果实在不喜欢器械，那就多爬楼梯或多干活吧。

力量训练也有不同的目的，如增大肌肉体积、增强力量或减轻体重等。目标不同，合适的组数和次数也有区别，详见表3。

表3 根据不同训练目标确定锻炼次数和组数

训练目标	组数/组	每组次数/次	休息时间/分	努力程度
增大肌肉体积	3~6	6~12	2~4	70% 1RM
增强力量	2~6	5~8	1	80% 1RM
减轻体重	3	10	1.5	因人而异
增强爆发力	2~4	6~10	2~4	90% 1RM
提高耐力	3~5	12~15	0.5	60% 1RM

注：1 RM 为单次举起的最大重量。

六 减重减脂——维持篇

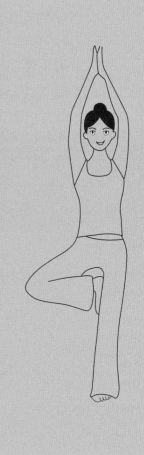

110. 减肥难？别自责了，不一定是你的错

【敲重点】 减肥的难易程度与体质有关，身体存在的体重调定点会阻挠你减肥。

【知识解答】 有的人天生就是"易胖体质"，受基因等因素影响，他们的身体想让自己变胖的意愿更强大，且非常擅长囤积脂肪。"易瘦体质"的人同样存在，他们要么吃东西特别挑，不爱甜的、不爱肥的，要么怎么吃都不胖，天生不吸收营养，或者线粒体代谢旺盛。胖或瘦，减肥成功或失败，不能说明自控力的强弱。好的心态才是减肥成功的基础。

科学家很早就发现，在自然状态下，人的体重总会趋向于维持在一个稳定的区间内，如同体温调定点一样。这个数值也被叫作"体重调定点"。如果你的体重在短时间内突然低于这个区间，身体就启动各种代偿机制，比如上调食欲，直到体重重新变回去。所以，减肥不能急于求成，在长年累月中逐步改变生活方式，与身体"达成新共识"可能才是正解。

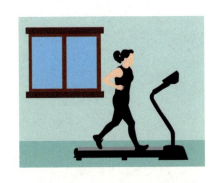

111. 健康的减肥速度是多少？别太着急了

【敲重点】 减肥不能急于求成，一般一个月瘦 2~4 千克为合理水平。减肥速度过快，容易导致代谢率降低、营养不足、月经不调、头发易掉、皮肤变差以及器官功能失调等健康问题。

【知识解答】 减肥的心总是焦急的，但减肥过程却是漫长乏味、进展缓慢的。一般建议每周减重 0.5~1 千克，即每月减重 2~4 千克是合理的，超过这个范围可能会带来下面的潜在风险。

（1）代谢率下降会导致更快地反弹。通过节食或代餐来实现快速减肥的人，他们的身体会认为自己处于食物短缺期。当恢复正常饮食时，身体无法立即消耗掉多余的热量，导致脂肪堆积并且体重急剧上升。

（2）营养不足。饮食不足会导致身体缺乏各种营养素，导致肌肉量减少，体力下降，造成机体抵抗力下降，从而容易出现感染等疾病和身体不适的情况。

（3）月经不调。过快的减肥速度可能会导致月经不调，造成内分泌代谢失衡，从而引发停经或月经周期紊乱等问题。

（4）头发易掉，皮肤变差。减肥过快容易造成身体内营养摄入不足和内分泌失调，使发质变得干燥无光泽，容易出现分叉断裂；皮肤也可能变得暗沉、粗糙甚至出现色斑等问题。

（5）器官功能失调。长时间的饥饿会导致暂时性的肝功能和肾功能失调。此外，由于反复减重和新陈代谢率下降，可能影响肠胃功能，导致消化不良或其他肠胃疾病。

减肥是为了让我们看起来更健康、更有活力，并且保持身体健康。如果过分追求速度，强调体重数字上的成就，结果可能会变得消瘦，得不偿失。

112. 如何判断体脂是否在减少？

【敲重点】 如果出现腰围缩小、精神和体力改善等情况，恭喜你，体脂在减少。但如果出现腰腹部没有变化、疲惫困倦等情况，则需要调整减重方案。

【知识解答】 在减肥过程中，每个人的体重和瘦身表现不一样，但如果符合以下三种情况的话，基本上可以认为你的减肥状态是朝着好的方向发展，并且体脂率也在逐渐下降。

情况一：精神状态和体力有所改善，腰围明显缩小，臀部和大腿没有明显变化，体重也保持不变。腰围缩小，表明你的体脂可能在减少，尤其是内脏脂肪在减少。体重没有变化可能是因为在减脂的同时，身体其他有用成分如肌肉也在增加。

情况二：运动后，精神状态和体力有所改善，腰围没有增加，穿衣服更加舒适了，但体重却出现了一些增加。很多人都会感到困扰，因为体重增加了，但实际上这可能是件好事，说明身体的肌肉组织在增加，代谢率在提高。

情况三：运动后臀部变得更圆、腿部更粗，同时后背和腰部却变得更纤细。这种情况说明通过锻炼，上半身脂肪减少，臀部肌肉发达，这表明减重方法是正确的，身体代谢率在提高，营养状况良好。

但如果出现下面两种情况，则需要调整减重方案。

情况四：体重减轻，但腰腹部没有明显变化，反而腿部变得更瘦了，上臂的肌肉也逐渐松弛。上述情况，通常是脂肪没有减少，但身体的肌肉和水分却流失了。造成这种情况的原因可能是运动量不足，并且过度节食导致身体营养无法得到保证。

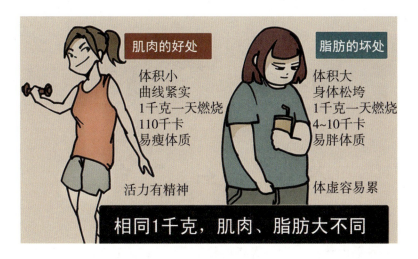

情况五：虽然保持了正常的运动量和饮食习惯，但体重没有减少，腰腹部也没有明显变化，日常感到疲倦，容易困倦。针对这种情况，通常是因为长期缺乏锻炼，突然过度运动，并且营养摄入不足。应该逐渐增加运动强度以适应身体状况，节食减肥也必须保证基本热量和营养需求的满足。

113. 为了减肥成功就一定要坚持，否则就接受变胖的样子

【敲重点】变瘦并不难，难的是如何保持下去。长期坚持减肥行为需要养成良好的习惯，比如健康饮食、良好运动、规律作息和高质量睡眠以及良好心情。如果无法坚持这些习惯，体重可能会反弹。

【知识解答】大多数人认为一旦达到了瘦身目标，就可以恢复原来的生活方式。成功瘦下来之后，我们往往会失去动力，重新回到过去的状态。这是为什么呢？

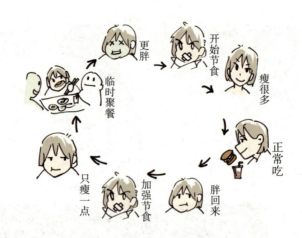

随着摄入热量减少，人体消耗的热量也会减少，活动代谢会下降，饥饿感会增加，身体也会更积极地存储热量。因此，在减肥过程中，随着日常活动消耗的减少，体重下降速度会逐渐变慢。当新陈代谢适应了减少的消耗量时，就会出现平台期。要想继续瘦下去，就需要进一步控制饮食或增加总体热量消耗。为了达到满意的体重状态，需要坚持努力。

因为日常总体热量消耗减少了，所以为了维持体重，我们需要采取一些措施。包括继续控制饮食、坚持运动，不过与减脂期间不同的是，在这个阶段可以适当放松饮食控制。停止运动也是导致体重反弹的原因之一。如果真的不想再进行运动，为了保持体重就需要更加关注非运动消耗，也就是日常活动量。

114. 为什么运动后体重反而增加了？

【敲重点】运动后体重增加是有可能的。首先要确定是否坚持健康营养饮食和有氧运动方式，只要坚持就会有明显的健康体重变化。

【知识解答】运动健身有段时间了，但体重不降反升。为什么运动健身后体重反而增加了？

首先要确定是不是运动后结识了新朋友，频繁吃夜宵或者有运动后暴饮暴食的行为。如果没有，大概率情况是因为肌肉比重比脂肪比重大，运动锻炼一段时间后脂肪比重减少，肌肉比重增加，总体上表现为体重增加也是合理的。

其次，运动中和运动后大量补充水分，如果这个时候上秤看体重，大概率体重会增加。

另外，选择的燃脂方式是否正确高效。比如力量训练或爆发力训练，可能不会短期内减掉脂肪。若要通过运动健身减掉脂肪，选择有氧运动并长期坚持，就一定可以看到效果。

只要坚持健身运动，配合健康营养饮食，我们的体质都会慢慢变好，短期内体重小幅上涨，但坚持运动，体重会向着你期望的方向移动哦。

115. 直击体重反弹，揭秘反弹根源——减重后的代谢适应

【敲重点】减肥很难，而且保持体重更加困难！减肥后新陈代谢适应会增加食欲，降低热量消耗，促进快速高效的热量储存，导致体重反弹。但规律运动可以增加热量消耗，减轻体重反弹带来的额外成本。

【知识解答】长期维持体重的困难主要包括致胖环境、行为依从性降低以及生理驱动体重反弹的代谢适应。

在体重减轻后，外周神经内分泌信号向大脑传递热量供应不足的信息（饥饿信号比饱腹信号更强烈）。这些信号会促使下丘脑和脑

干发出指令，增加食欲并提高热量利用效率，同时降低身体的热量消耗。由于进食增加和热量消耗减少之间存在巨大的差距，因此必须限制进食以维持体重下降。

在体重反弹的初期阶段，减重后增加的饥饿信号会促使人进食，当发生过量进食时，葡萄糖成为主要的热量来源。随着更多食物被吸收和代谢，食物热效应增加，并且被抑制的热量消耗在一定程度上得到缓解。然而，热量摄入与消耗之间的差距仍将持续存在，并推动体重反弹。

既然体重减轻后容易反弹，那么如何才能保持住减重的效果呢？研究显示，规律运动有利于改变热量利用方式，使摄入的热量更多地被消耗而非储存，从而减缓体重反弹。

116. 如何避免减重反弹？

【敲重点】错误的减肥方法和不健康的生活方式等，往往导致减重后反弹。要想避免减重反弹，需要坚持有氧运动和力量训练，坚持三餐科学饮食，尽量早睡，避免熬夜，养成多喝水的习惯，保证乐观积极的心态，保持自律的生活习惯。

【知识解答】减肥后体重反弹，这是很多人都体会过的。体重反弹主要原因包括错误的减肥方法、节食减肥、暴饮暴食、没达到减肥周期、不健康的生活方式等。那如何避免减重反弹呢？

（1）坚持有氧运动和力量训练。减肥期间，坚持做力量训练可以有效地提高身体的肌肉含量，长期的有氧运动可帮助消耗热量，从而维持身体的代谢能力。

（2）坚持三餐科学饮食。长时间低热量（低于身体基础代谢热量）摄入，会让肌肉有所流失，降低身体的代谢能力，导致身体变成易胖体质。

（3）尽量早睡，避免熬夜。坚持早睡可以加快身体的代谢，身体在晚上 11 点后会开始进行自我调节，身体的肌肉以及器官都能够得到充足的休息。

（4）养成多喝水的习惯。在饭前喝 1 杯温水能够有效提高饱腹感，降低食欲，从而控制热量的摄入。研究表明，减肥期间多喝水的人，减肥的速度要比不经常喝水的人快。

（5）保证乐观积极的心态。如果总是抱怨减肥速度太慢，经常尝试一些所谓的高效减肥方法，最后不仅没有瘦下来，身体反而出现了健康问题。因此，减肥时保持平常心太重要了。

（6）保持自律的生活习惯，强化自我管理。

117. 减肥瓶颈期需要多少天才能过去？

【敲重点】减肥瓶颈期的长短基于每个人的体质而有所不同，通常为 2 周~2 个月，过后体重就会自然下降。

【知识解答】如果仍保持原来的减肥大计，食量、运动量不变，或是在既定的减肥计划中减少每餐的食量，企图令体重下跌，可是仍徒劳无功，以上这些特征说明已经进入减肥瓶颈期了！

想要打破瓶颈期，成功瘦身，首先要弄明白为什么会出现这种现象。一是身体产生适应性，形成一种新的平衡，减肥效果会随之大打折扣。二是身体产生了自我保护，加强囤积脂肪的能力，所以此时减肥会变得倍加艰难。三是基础代谢率略有下降，特别是体重基数较大的人在体重大幅度减少之后，如果肌肉量没有相应提高，人体的热量消耗就会减少,导致减肥效果变差。

瓶颈期的长短基于每个人的体质而有所不同,通常为 2 周~2 个月,过后体重就会自然下降;同时,身体亦有可能出现多次瓶颈期。其实遇到瓶颈期并不可怕,相反它正好是你开始变瘦的最好证明。因为它是你减脂路上最大的障碍,遇到了说明你已经进入减脂的后期了,之后你的减脂路会越来越顺畅,所以这时候你只要打败它就相当于在减脂路上成功了一大半。

118. 5个方法突破瓶颈期,让你继续瘦下来!

【敲重点】当单一的饮食控制方法不能满足减肥需求时,可以通过饮食、运动等方式多管齐下。

【知识解答】对于不想运动的人,如果确实想通过少吃来减肥,可以尝试更科学的饮食控制方法,如轻断食减肥法。但是如果单一的饮食控制方法也不能满足减肥需求,则需要通过饮食、运动等方式多管齐下。

(1)增加运动量。运动量的增加可以突破脂肪的记忆,使体重进一步下降。在人体能接受的情况下多做有氧运动,如快走、游泳、慢跑等。

(2)控制饮食。坚持低热量饮食,使身体更好接受低热量饮食,成为习惯后,可使身体放弃对高热量食物的渴求。

(3)心理支持。多给自己正向的激励,请家人朋友监督,加强自我约束。坚信只要摄入热量少于消耗热量,体重必定会下降,如出现烦躁、焦虑等情绪,必要时可寻求个体心理咨询。

(4)排查器质性疾病。如果减肥效果不佳,需要考虑是否存在器质性疾病，如多囊卵巢综合征、皮质醇增多症、胰岛素抵抗、垂体病变等。

（5）单纯性肥胖的药物治疗。对于接受饮食、运动治疗后体重依然难以达标，且存在威胁生命的隐患，如并发心脑血管疾病等，可予以处方减重药物如奥利司他治疗。但需要先到内分泌专科进行相关检查，排除禁忌证后，才能在医生指导下使用。

119. 减肥期间，如何对抗饥饿感？

【敲重点】通过合理搭配食物组合，例如在同等热量的前提下，提高膳食中蛋白质、膳食纤维及高水分食物的摄入量，减少脂肪的摄入量，可有效提高一餐膳食的饱腹感指数。

【知识解答】"吃得少还不容易饿"是所有人在控制体重时面临的一个技术性难题。想要解决这个难题，需要认识一下食物的饱腹感指数。饱腹感指数，简称 SI 指数，是指在同等热量的情况下，摄入不同食物给人们带来的不同饱腹感程度。

人们在选择食物时，在同类食物中选择饱腹感指数高的食物，就可以做到在摄入同样热量的前提下，达到更高程度的饱腹感。以富含淀粉的食物为例，在提供同样热量的前提下，白面包的饱腹感指数为 100，全麦面包的饱腹感指数为 122，煮马铃薯则为 248。这就是说，在摄入同样热量的前提下，吃全麦面包比吃白面包更容易获得饱腹感，而吃煮马铃薯比吃全麦面包的饱腹感更强。

根据这一原理，为了实现"吃得少还不饿"这个目的，减肥人士应尽量选择饱腹感指数高的食物。研究发现，食物的饱腹感指数与其所含的蛋白质、膳食纤维和水的含量呈正相关，与脂肪含量呈负相关。也就是说，在相同热量的前提下，食物中所含的蛋白质、膳食纤维及水的含量越高，食物的饱腹感指数越高；食物中脂肪含量越高，食物的饱腹感指数越低。

　　了解和掌握影响食物饱腹感指数的营养因素之后，我们可以通过合理搭配食物组合，获得较高的饱腹感。例如在同等热量的前提下提高膳食中蛋白质、膳食纤维及水分含量高的食物的摄入量，减少脂肪的摄入量，可有效提高一餐膳食的饱腹感指数。

七 减重减脂——误区篇

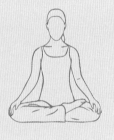

120. 想瘦哪里就练哪里吗？

【敲重点】脂肪的消耗是全身性的，局部锻炼只能增强该部位的肌肉，对于减少该部位的脂肪并没有实质性的影响，长期针对某一部位做动作，不但效果不佳，还会造成局部肌肉紧张和疲劳。

【知识解答】很多人都有这样的想法：我的手臂粗了，就多做做手臂的运动，腿胖了就多跑跑步，小肚子胖了就每晚做几百个仰卧起坐。这种"认为锻炼哪里就能减掉哪里的脂肪"的想法是不现实的。要知道，脂肪堆积是全身性的，男性腹部堆积得最快，而女性臀部、小腹及腰部堆积得最快，最后才是四肢。因此，减肥也是全身性的，并非练哪个部位就可以瘦哪个部位，而且四肢减得最快，腰腹和臀部减得最慢。如果你的目标是减脂，局部运动不应作为你的首选，因为局部运动易疲劳，消耗的总热量少，且不能持久；其次，脂肪供能是由神经和内分泌系统调节控制，但这种调节是全身性的，哪里供血条件好，哪里就有利于脂肪的消耗。想要减脂肪，最好的运动是全身性的运动，如健身操、游泳等，有更多的肌肉参与运动，才能消耗更多的脂肪。再者，减肥并非一朝一夕的事，也并非仅仅靠锻炼就能减肥成功，还需要搭配科学的饮食才能真正将体脂减下来。

121. 运动强度越大，减脂效果越好吗？

【敲重点】 短时间内大强度运动的确能消耗更多的热量，但是减脂不是一蹴而就的，运动强度过大，不仅会降低运动的可接受性，大幅缩短运动时间，还会增加运动受伤的风险，反而不利于减肥的持久进行。

【知识解答】 运动的确是减肥的良方，运动减肥主要在于坚持，缓慢、平稳而持久的有氧运动才能消耗更多热量，达到减肥的目的。一心想要减肥而突然进行过量运动，只会对身体造成伤害。对普通人来说，保持60%~80%最大心率的运动强度较为合适。在这样的运动强度下，身体不会过快产生疲劳感，从而能够保证适当的运动时间。我们偶尔会在新闻上看到运动猝死、健身房晕倒的报道，大多数都是高强度运动造成的。对于有基础疾病的减脂人群，运动强度更需要控制。运动强度过大，运动时间太久，心脏及身体肌肉、关节都在超负荷工作，这个时期猝死发生率是非常高的。这就提醒我们在运动时，一定要注意监测和控制心率不能超过最大心率（220-年龄）。一般将运动时的心率控制在最大心率的60%~80%，减肥效果是最优的。一周运动3~5次，每次运动时间控制在45分钟左右。坚决拒绝每天高强度运动，否则是在摧残自己的身体，迟早身体会透支而引发运动损伤。

122. 空腹运动更燃脂吗?

【敲重点】 空腹运动对体脂含量并不会有太大影响,消耗热量大于摄入热量才是长期减脂的关键。

【知识解答】 空腹运动和餐后运动最大的不同在于运动时热量的供给来源。空腹时,身体的糖类储备少,主要表现为肝脏中的糖原含量低,血液中可用的葡萄糖水平也较低。但是,运动是要消耗身体热量的,没吃饭的话,热量从哪里获得呢?一方面身体会努力从其他来源获得葡萄糖,比如消耗肌肉中的糖原或用蛋白质和脂肪转化为葡萄糖,一方面也会直接消耗储存的脂肪。所以,空腹运动时身体确实会消耗更多脂肪。

既然空腹运动会消耗更多的脂肪,那不就可以更快减脂了吗?然而,事实并不是这样。因为,短时间内利用脂肪并不等于减脂。脂肪和身体中其他物质一样,是长期处于动态平衡之中的。如果早上运动消耗了更多的脂肪,中午吃饭后随着热量的摄入和胰岛素的分泌,脂肪又会被储备起来。长期来看,脂肪的消耗和存储处在一个动态平衡中。制造热量缺口才是长期减脂的关键。特别是空腹运动会让人不舒服,千万不要因为误信了"空腹运动会瘦得快"的说法而去强迫自己。

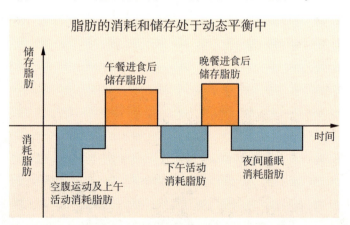

脂肪的消耗和储存处于动态平衡中

123. 停止运动后，肌肉会变脂肪吗？

【敲重点】肌肉是肌肉，脂肪是脂肪，两者很难互相转化。停止运动后变胖，更可能的原因是缺少了原本运动消耗的那部分热量，或者饮食没控制好，有了热量盈余。

【知识解答】确实有一部分人在停止锻炼后发胖，但这并不是因为肌肉变成脂肪了。发胖的关键因素不是停止运动，而是停止运动后饮食没有加以节制，出现了热量盈余。如果停止锻炼后随着热量消耗减少，相应减少食物摄入，就不会发胖。因为体重变化的根本原因在于热量差，当摄入热量>消耗热量时，体重就会上涨。所以大多数人停止运动后发胖，是由饮食摄入热量过多导致的。健身让人自律，但是停止运动的话，便很可能放飞自我，暴饮暴食，一边健身"节流"，一边饮食"开源"，脂肪怎能不快速囤积！而且，健身者发胖的视觉冲击力会远远高于普通人。因为健身时，肌肉会增加，脂肪会减少，也就是说，就算外表不变，内在的脂肪和肌肉比例已经变了。但是停止训练后，原先减去的脂肪又回来了，视觉上会比原先显得更胖。运动本身是一种生活方式，如果因为受伤不得不停止锻炼也不用过于担忧，继续保持比较严格的饮食习惯，在之前的基础上减少碳水化合物和蛋白质摄入，以维持运动时的热量差，避免反弹。

七 减重减脂——误区篇

124. 有氧运动 30 分钟后才燃烧脂肪吗？

【敲重点】 在刚开始做有氧运动的时候，身体会以糖类作为主要供能物质，随着运动时间增加，脂肪才会作为主要供能物质。所以有氧运动并不是 30 分钟内不燃烧脂肪，而是坚持 30 分钟以上燃脂效果更好。

【知识解答】 我们的身体无时无刻不在燃烧脂肪。《运动生理学》中提到，有氧运动开始后：前 30 分钟，糖的消耗>脂肪的消耗；在第 30 分钟时，糖的消耗=脂肪的消耗；30 分钟之后，糖的消耗<脂肪的消耗。这就是经典的运动 30 分钟后脂肪供能比例增加的依据。可这一结论经常被误解为"有氧运动 30 分钟后才燃烧脂肪"。事实上，当我们在做低强度有氧运动时，身体确实会先消耗糖类，但是这并不意味着就没有消耗脂肪，只是消耗脂肪的比例不是很高。然而，消耗脂肪的比例和消耗脂肪的量是有区别的。举个非常简单的例子，假如你跑了 10 分钟，消耗了 100 千卡，此时脂肪供能 30%，那么就是消耗了 30 千卡的脂肪。如果这 10 分钟你在玩手机，消耗了 10 千卡，假设此时脂肪供能 70%，但却只消耗了 7 千卡的脂肪。两种情况下，虽然后者脂肪供能比例大很多，但是脂肪燃烧的总量非常低。越来越多关于运动的研究发现，只要是动起来就比不动强，运动不止可以减重，还可以增加心肺功能以及改善心情。

125. 剧烈运动后，可以马上冲个澡吗？

【敲重点】 剧烈运动后，血液循环处于活跃状态，立刻洗澡会加重心脏和血管的负担。运动结束后，建议给身体一个缓冲的时间，之后再洗澡。

【知识解答】 剧烈运动后，人体为保持体温恒定，皮肤表面血管扩张，汗孔张大，排汗增多，以方便散热。此时如果洗冷水澡，会刺激血管立即收缩，同时让机体抵抗力降低，人就容易生病。如果洗热水澡，则会导致心脏和大脑供血不足，轻则让人头昏眼花，重则虚脱休克，还容易诱发其他慢性疾病。从现代医学的角度看，刚运动完，人体皮肤血管是扩张状态，代谢依旧旺盛，需要正常排汗来散热。这时突然受冷水刺激，会产生心跳加速、血压升高、肌肉收缩、精神紧张等一系列反应，很容易引发心脏问题。除此之外，肌肉痉挛、感冒等小病小痛也会找上门。而中医里，自古有"汗出见湿，乃生痤痱"的说法，意思是说，出汗后，皮肤表层的汗液与油脂融合在一起，就容易生疮疖或痱子。此时如果立即洗澡，很容易让湿气进入体内，湿气长期侵犯人体，会对骨骼、关节造成伤害。因此，运动过后最好休息30分钟再去洗澡，这段时间让自己的身体慢慢稳定下来，实在觉得有汗难受的话，可以先用毛巾擦拭干净。同时需要注意的是，洗澡水温也不要太高或太低，控制在36~39℃即可。

126. 运动时出汗越多，减脂效果越好吗？

【敲重点】 出汗多少与减脂效果没有直接关系。出汗消耗的主要是水和矿物质，而不是脂肪。每个人体质不同，出汗情况也不一样。而衡量减脂效果的准则是热量消耗。

【知识解答】 汗液中超过98%的成分是水，其余不到2%是代谢物、矿物质、蛋白质、氨基酸、维生素等，并不包含脂肪。过度出汗反而会导致身体脱水或电解质失衡，对健康造成负面影响。减肥的关键在于身体消耗的热量是否超过摄入的热量，如果吃的食物所含的热量过高，导致热量摄入超过了热量消耗，那么，即使流再多的汗，减肥效果也可能并不理想。冬天健身的出汗量明显会比夏天出汗量少，甚至不出汗，但是这并不意味着冬天健身的减肥效果差。此外，每个人的体质不同，汗腺发达程度不同，有些人容易出汗，有些人则不太容易出汗，这也意味着流汗多少，并不能成为衡量减肥效果的唯一标准。

健康的减肥方式，应该是通过合理的饮食和适量的运动来实现的。在饮食方面，应该选择低热量、高纤维、低脂肪的食物，每天的热量摄入降为平时的80%即可，多样化饮食，均衡膳食营养。在运动方面，应该选择适合自己的有氧运动，如快走、跑步、游泳等，并配合力量训练，比如哑铃、杠铃训练，从复合动作入手以增加肌肉量，提高基础代谢率。

127. 拉伸可以瘦小腿吗？

【敲重点】很遗憾，目前还没有任何权威的证据表明拉伸可以瘦小腿。小腿粗细主要与基因、脂肪堆积及小腿肌肉是否过度使用有关，还跟日常的姿势、体态和步态有关。

【知识解答】拉伸有很多种类型，这里所说的是我们常见的静态拉伸。静态拉伸其实就是通过一定时间缓慢、均匀的动作使牵张反射被抑制，当拉伸达到一定时间，高尔基腱器官等通过大脑抑制肌肉收缩，使肌肉舒张放松。拉伸时，通过拉开肌纤维的重叠区域，让肌肉内的代谢产物尽快进入血液，从而缓解肌肉酸痛。还有研究表明，拉伸也会增加我们肌肉的蠕变性，但是对于拉伸是否会改变肌肉的长度，目前尚未有证据证实。而且过度的拉伸还会导致本体感觉下降、关节松弛等问题。甚至还有研究表明单纯的小腿拉伸6周后，拉伸侧的小腿维度增加了5.6%。所以拉伸是作为柔韧性训练、运动后放松恢复、增加关节活动度等的有效手段，而并不能使肌肉的维度变小。想要瘦小腿，关键是减脂和改善用腿方式，日常活动中注意加强臀、脚后跟等部位的训练，减少小腿肌肉的过度代偿。

128. 跑步伤膝是真的吗？

【敲重点】科学跑步不伤膝盖。跑步伤不伤膝其实因人而异，要看你怎么跑，以及有什么样的膝关节。

【知识解答】"跑步伤膝"是个伪命题。膝盖是运动中承受重力的"主力军"，过度伸直和屈膝是最伤膝的行为。跑步基本没有高抬腿的动作，膝关节屈伸的幅度很小，这种低强度的运动非但不会伤膝盖，还能使膝盖更加强健，降低患关节炎的概率。据《骨科与运动物理治疗杂志》统计，久坐不动人群的关节炎发生率为10.2%，而跑者的关节炎发生率仅为3.5%。这是因为运动能给予关节软骨适宜刺激，促进关节液的分泌和流动，起到润滑和提供营养的作用。既然如此，为什么有那么多的人跑步过后膝盖疼呢？事实上，"跑步伤膝"这种情况是源于不正确的跑步姿势和跑步习惯。也就是说，伤膝盖的不是跑步，而是不科学的运动！比如跑步前未做热身运动、跑步姿势不正确、运动持续时间长、运动密度大等。另外，无规律的训练也会增加损伤的发生率，例如突然增加训练量、改变训练方式、刻意增大步幅、提高速度等。所以应该根据自己的身体素质，制订适合自己的跑步计划。

129. 运动时真的是先消耗糖后消耗脂肪吗？

【敲重点】 人体几乎在所有时候，热量物质都是被同时利用的，纯粹消耗某一种热量物质的情况几乎不存在。

【知识解答】 日常提供我们身体所有热量消耗的物质有四种，分别为蛋白质、糖类、脂肪和磷酸肌酸。很多人觉得，我们对热量物质的利用是有顺序的，认为先消耗糖，再消耗脂肪，脂肪消耗完了再消耗蛋白质。其实这是完全不对的。

我们的脂肪主要储存在皮下和内脏，这些地方脂肪的储量基本无上限，也就是说，人类几乎可以无限制地储存脂肪。即便是普通身材的人，身体里也有十几千克的储存脂肪，如果这些脂肪都拿来给运动

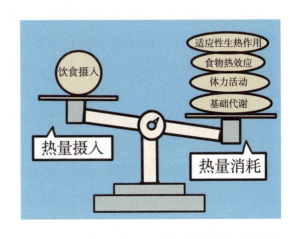

提供热量的话，可以跑步 100 多个小时。如果人体真的是先消耗脂肪再消耗蛋白质的话，那么人体蛋白质将几乎永远不会被消耗，这显然是不符合真实情况的。所以，人体几乎在所有时候，热量物质都是被同时利用的，纯粹消耗某一种热量物质的情况几乎不存在，只不过在不同情况下热量物质的利用比例有差别。

130. 司美格鲁肽真的是"减肥神药"吗?

【敲重点】 司美格鲁肽作为降糖药,兼有抑制食欲的作用,但"是药三分毒",对此"神药"应持谨慎态度,不可盲目自行使用,以免对身体造成不良影响。

【知识解答】 司美格鲁肽是通过抑制胰高血糖素的释放从而抑制血糖升高的降糖药。经研究发现,该药除了调节血糖,还可以帮助人体增加对胰岛素的敏感性,提升饭后饱腹感,减缓胃排空,抑制食欲,从而有降低体重的作用。但是,是药三分毒!司美格鲁肽作为处方药在长期用药过程中可能存在健康隐患,主要包括胃肠道不良反应、肌肉和骨质流失、面容衰老、肠道梗阻风险、停药体重反弹等。安全合理地使用该药物,首先应该明确适应证,考虑到底是否属于使用人群,用药前最好还是经过专业人士的评估后再考虑用药。如果使用该药物进行辅助减重的话,一定要注意营养的合理补充,特别是对肌肉骨骼健康重要的基础营养物质,如优质蛋白、钙等,安排好膳食补充和合理运动,能够减少药物可能带来的肌肉和骨质流失风险。我们减肥减重,最终是为了自己的健康,因此,药物很多时候都只是辅助作用,规律的健康饮食,长期坚持运动锻炼等健康生活方式的保持,才是真正的健康减肥基础。在此基础上,在确保用药安全的前提下,合理使用药物进行辅助,才是正确合理的减肥方式。

131. 运动量足够大就可以随便吃吗？

【敲重点】"三分练，七分吃"，饮食在减肥中占据着至关重要的地位。减肥的核心就是让日常热量摄入小于消耗，运动是增加热量消耗的一种途径，控制饮食才是关键。只运动，不注意饮食，即使运动得再多，只要摄入热量大于消耗热量，就永远也无法瘦下来。

【知识解答】如果说当前你的体重保持着稳定的状态，那么你的热量摄入与消耗大体平衡，此时增加运动的话，日常消耗就会增多，如果保持着与原来相同的饮食结构，你就会慢慢变瘦。但增加运动并不是意味着就可以随便吃了，饮食才是减脂的前提。即使可以通过运动来扩大日常消耗，但是想要变瘦，在饮食上就不能无节制。如果认为只要运动了就可以随便吃的话，那么运动就会强化进食行为从而吃得更多，并且，通常情况下，我们总是会低估食物的热量并且高估运动的消耗（如跑步1小时消耗500千卡的热量，这还需要保持一定的强度，但是这500千卡1个汉堡就能吃回来），所以此时就比较容易导致热量过剩而变胖。因此，即使是运动了，饮食上也要合理控制，才有可能达到理想的效果。运动虽然可以增加消耗，但总体热量消耗是否会增多，还要考虑到饮食摄入、基础代谢、代谢适应以及日常活动等因素，如果想要通过运动的方式来增加日常消耗，在运动方式的选择上，不仅要多样化来减缓代谢适应的时间，还要重视力量训练来稳定基础代谢，更要保证一定的日常活动量才可以。总之，运动是为了让我们在减脂期能够好好吃饭，而不是随意吃。

132. 不吃晚饭或过午不食真能变瘦吗?

【敲重点】不吃晚饭或过午不食是不科学的减肥法,容易出现低血糖、营养不良、肌肉量丢失、损伤胃黏膜等异常反应,甚至更胖。

【知识解答】不吃晚饭或过午不食的减肥法确实短时间内可以让体重秤上的数字降低,但是减掉的基本不是脂肪,而是肌肉和水分。而且这种减肥法难免会让人产生饥饿感,心情容易低落,还有可能出现影响睡眠、体力下降、精神萎靡、免疫力下降等情况。如果长时间处于空腹状态,胃酸可能会对胃黏膜造成损害,长久以后可能会出现溃疡,甚至消化道出血、穿孔等更严重的疾病。此外,不吃晚饭或过午不食还容易导致调节体重的两种激素含量大幅度偏离正常值,这样的话,人不仅不会瘦,反而会更容易胖,实在是得不偿失。

133. 生酮饮食有助于减肥吗?

【敲重点】生酮饮食是可以减肥的,但生酮饮食在所有减肥膳食中应该是限制最多、最难达成的一种。它是一种极低碳水化合物+高脂肪膳食,全天的碳水化合物总量要限制在50克以下,最好在20克左右,剩下的大部分热量需要由脂肪来提供。

【知识解答】生酮饮食是一种脂肪高比例、碳水化合物低比例、蛋白质和其他营养素合适的一种配方饮食。在生酮饮食模式下,人体的主要燃料是脂肪。这种饮食将身体的主要能源代谢从利用葡萄糖转变为利用脂肪，通过肝脏代谢产生酮体。短期的临床试验和一些个案都显示生酮饮食减肥效果很好，同时对于血糖、胰岛素敏感性、血脂等一些代谢指标也有很好的调节作用。

但是这并不代表它是健康的饮食方法，因为此方法往往也伴随着明显的副作用，包括疲劳乏力、胃肠道功能紊乱（便秘、腹泻）、心律不齐、头痛、发育不良等。而且研究表明，生酮饮食增加了患多种疾病的风险，包括心脏病、癌症、糖尿病和阿尔茨海默病等，这些风险反而超过它可能带来的好处。

134. 多喝水能减肥吗？

【敲重点】充足的水分有助于提高身体的代谢和促进排毒，同时还能增加饱腹感和减少食物摄入的欲望，减肥期间应每天喝水1 600~2 500毫升。

【知识解答】水喝少了，会妨碍减肥，也不利于脂肪的分解。此外，体内水分减少，会给全身各系统脏器功能带来不利影响，对于上班族来说，膀胱和肾也会因此受损害，容易感到腰酸背痛。

消耗热量越多，需水量越大。如果你运动中排汗多，失水量大，就需要及时合理地补充液体，才能维持体内的水平衡。但是饮水也不是越多越好，一般每人每天摄入的水分应该在2.2~2.5升之间。如果饮食中有菜汤、牛奶、豆浆等，可以相应地减少喝水量，所以实际上每天只要喝1.6升左右的水就可以了。如果不喜欢直接喝水，可以泡点茶喝，但是千万不要加糖。通常早上起床后空腹喝1杯（200~250毫升），上午喝2杯，下午、晚上喝3~4杯。真正有效的饮水方法是一次性将一整杯水喝完，而不是随手拿起来喝两口又放下，这样才能让身体真正吸收并使用摄入的水分。如果只在口渴时才喝水，虽然能解渴，但没有让水分真正有效利用起来。

135. 只吃水果能减肥吗？

【敲重点】 只吃水果不能减肥。不加节制地吃水果，不仅不能满足人体营养素的需求，还会引起胰岛素波动，增加肥胖、糖尿病、代谢综合征、肾脏疾病、心血管疾病的患病风险。

【知识解答】 维持生命活动需要营养素，而大部分营养素都需要从食物中获取，其中，蛋白质、脂肪、糖类是人体需求量最大的三种营养素，也是人体必需的营养素。水果水分多，糖分多，但蛋白质含量很少，也没有人体必需的脂肪酸，所以只吃水果是远远不能满足身体对营养素的需求的。除了营养单一，水果饱腹感差且好吃，容易让人过量摄入。如果过量摄入，可能会引起反酸、胃痛、腹胀，还会让血糖升高，长期来看还会增加肥胖、糖尿病、代谢综合征、肾脏疾病、心血管疾病的患病风险。特别是有胃病者，晨起空腹、餐前或睡前吃水果容易出现上述症状，建议改为饭后吃水果，且不宜过多。

另外，糖尿病患者也要注意首选苹果、猕猴桃等含糖量较低的水果，建议每天摄入的量在100~200克；肥胖者少吃榴莲；肾病患者少吃橙子。

普通人吃水果的时间建议：① 早餐时可以适量摄入；② 两餐之间适量摄入；③ 如有控制体重的需要，餐前吃水果比餐后吃的效果好，有利于减少进食总量。

136. 吃无糖食品能控制体重吗？

【敲重点】无糖食品不等于不含糖，也不等于零热量，有可能添加了代糖等甜味剂，反而增加对糖的渴望，食欲也会因此增加。

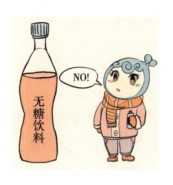

【知识解答】现在市面上有很多"0糖""0脂""0添加"的无糖食品，很容易让人觉得无糖食品就是减肥食品。但是无糖食品不等于不含糖，我国《预包装食品营养标签管理规范》中明确规定：无糖是指每100克固体或100毫升液体食品的含糖量不高于0.5克。无糖食品是在生产加工过程中不添加糖，但是食物本身所含有的碳水化合物、蛋白质、脂肪等营养素均可为机体提供热量，因此无糖食品也并不等于无热量食品，不能因为标记"无糖"，就随意摄入。

虽然无糖产品不添加常见糖类，但一般会添加代糖等甜味剂。市面上常见的代糖有赤藓糖醇、甜菊糖苷、三氯蔗糖、阿斯巴甜等，是"无糖"饮料中甜味的主要来源。甜味剂的原理是欺骗大脑，大脑接收到甜味信号后，却发现血糖没有上升，反而会增加对糖的渴望，食欲也会因此增加。而且无糖产品摄入久了以后，人体会对天然甜味的水果、蔬菜降低兴趣，想吃口味更重、添加更多人工甜味剂的加工食品。此外，长期大量食用含有甜味剂的食物会导致葡萄糖耐受性降低，导致血糖升高，甚至导致糖尿病和肥胖症。减肥期间建议喝白开水，效果最好。

137. 不吃主食能减肥吗?

【敲重点】不吃主食可能短时间内有减肥效果,但是久了对身体有害,且容易反弹。

【知识解答】主食中的碳水化合物,是热量的主要来源,而减肥的关键就在于控制热量。

很多减肥人士会选择通过不吃主食,只吃蔬菜和肉类来减肥。短期内这种低碳水饮食确实有减轻体重的效果,而且速度还挺快,但是一旦重新开始吃主食,体重就很容易反弹。这种低碳水饮食法长期来看并没有优势,因为长期低碳水饮食会导致饥饿,从而暴饮暴食,还可能引起酮血症、酮尿症、缺乏营养素等情况。这种低碳水饮食法即使减重成功,可能在体形上也不是很美观,肉会松松垮垮,还可能脱发、皮肤状态变差、免疫力降低等。

所以不吃主食减肥是不可取的,健康减肥关键在于要选对主食。首先,要注意粗细搭配,将玉米、红薯、糙米之类的粗粮、杂粮和全谷类食物与细粮按比例混合食用营养价值更高,还可以使蛋白质起到互补作用。其次,主食的烹饪方式尽量选不加或少加油、盐、糖的,如蒸杂粮饭、蒸红薯、蒸玉米等。最后,选择对血糖影响小的主食,如糙米、全麦面粉等血糖指数较低的食物,避免精白面、白面包、米粉、年糕、蛋糕、饼干等高血糖指数食物。

138. 粗粮是吃得越多越好吗？

【敲重点】 粗粮吃太多可能会导致便秘、腹胀、消化不良和营养缺乏等情况。

【知识解答】 粗粮确实对身体友好。粗粮，是相对精米、白面等细粮而言的，主要包括玉米、小米、燕麦、荞麦等谷类和黄豆、红豆、绿豆等豆类。与细粮相比，粗粮的维生素 B_1 和膳食纤维含量更加丰富。维生素 B_1 具有促消化、增食欲、维持神经系统正常功能的作用。膳食纤维能够吸收大量水分，促进肠蠕动，有利于排便。另外，粗粮的碳水化合物含量相对低，吃完后更容易有饱腹感，降低之后的食欲。

但粗粮也不是吃得越多越好。首先，如果水分摄入不足，吃粗粮反而可能会便秘。其次，吃太多粗粮会使胃排空延迟，造成腹胀、早饱、消化不良等。过多的膳食纤维在阻碍有害物质吸收的同时，也会影响人体对蛋白质、无机盐和某些微量元素的吸收，导致人体缺乏基本营养元素。

想要科学摄入粗粮，首先建议控制摄入量，每人每天摄入粗粮50克比较合适，如果是特殊人群（儿童、青少年、老年人等），则要在这个基础上适当减量。其次，吃粗粮要记得及时多喝水，以保障膳食纤维的正常消化。最后，建议每天粗粮和细粮混合搭配，保证营养均衡。

139. 节食减肥靠谱吗？

【敲重点】 科学合理的节食可以减肥，但是简单粗暴地不吃或不合理的节食减肥不靠谱。

【知识解答】 不科学的节食减肥确实能有短期效果，但并不能持久。节食会导致营养失衡，短期减下来的不是脂肪，而是肌肉和水分，而且因为蛋白质摄入严重不足，会导致基础代谢率低，很容易将热量堆积在体内。另外，不科学的节食会让减肥者在恢复正常饮食后，陷入吸收高、消耗低的状况，体重反弹是必然发生的事情。身体如果长期处于很饥饿的状态，那么每次吃饭的时候身体为了应对下一次"饥荒"，就会自发储备热量，反而让吃进去的东西更容易被转化为脂肪储存。

不过，科学节食是可以高效减肥的，推荐在摄入量的基础上少吃1/3的食物，减少的食物以谷薯类、动物性食物、烹调油等高热量密度的食物为主，蔬菜、水果等食物不能减少，要多吃，可以把牛奶替换为脱脂牛奶。同时要养成良好的吃饭习惯，按时规律吃饭，不要间歇性暴饮暴食，也不要半夜吃夜宵。

140. 吃黑巧克力能帮助减肥吗？

【敲重点】 黑巧克力（简称黑巧）有助于减肥只可能是一个原因：难吃到吃不下其他东西。

【知识解答】很多人都听过"黑巧有利于减肥"这种说法,但目前没有明确的研究显示黑巧有利于减肥。

国标上对黑巧的定义是总可可固形物含量在30%以上的巧克力,黑巧外包装上标明的百分比一般指的就是这个含量。和其他白巧克力、牛奶巧克力等相比,黑巧的糖含量更少、可可成分更多,相对来说算比较健康,在控糖方面确实有点优势。但可可脂是脂肪,而且是以饱和脂肪为主。所以黑巧终究是个热量不低的零食,吃多了还是会胖,和它甜不甜没有关系。不过100%可可固形物含量的无糖黑巧克力,倒是有可能帮助人减肥,吃完可能会被苦得没有食欲再去吃其他食物了。

141. 喝酸奶能帮助减肥吗?

【敲重点】酸奶有助于保持肠道微生态的平衡,但在控制体重、改善代谢方面的作用没有那么厉害,喝太多酸奶还容易过量摄入糖分而长胖。

【知识解答】酸奶是很好的钙质来源,而钙对于减肥人群还是很重要的。酸奶中有一定的维生素B族、维生素A、镁、磷、锌等营养成分,因此可以说它是一种优质的食材。有研究表明常喝低脂少糖酸奶的人患2型糖尿病的风险也会大大降低。但是要注意不能过量饮用酸奶,因为现在市面上的大部分酸奶都含有大量的糖,而酸奶本身的口味又很容易遮盖糖的甜味,让人误以为糖分低,便不知不觉中摄入过多的糖。买酸奶时,可以注意一下配料表,选择无糖酸奶,或者看营养成分表,选择碳水化合物百分比在6%以内的酸奶。建议尽量在饭前半小时饮用酸奶,饭后饮用会增加热量摄入,增加肥胖风险。

142. 喝咖啡能帮助减肥吗？

【敲重点】咖啡只是一种日常饮料，不能作为可靠的减肥手段。

【知识解答】咖啡是很多人喜爱的饮品。每天适量摄入咖啡，可以降低心血管疾病、结石病以及乳腺癌、前列腺癌、胆囊癌、子宫内膜癌和肝癌等诸多癌症的发病风险。普通人每天一杯（200毫升）咖啡的摄入量是比较安全的。

目前没有任何肥胖指南把喝咖啡列为减肥的可靠手段。虽然研究显示，咖啡因可能会轻微促进减重或者防止体重增加，但是效果基本可以忽略不计。餐前喝咖啡，可能会降低食欲，从而减少食物摄入；但如果是在餐前3~4.5小时喝杯咖啡，对食欲的影响就很小了。而且，摄入过量咖啡可能会导致紧张、失眠、恶心、血压升高和其他健康问题，长期摄入还会导致钙的流失，增加患骨质疏松的风险，所以建议在咖啡中添加纯牛奶，以增加钙的摄入量。同时，建议大家尽量喝现煮的咖啡，不要加糖，也尽量不要喝速溶咖啡。因为速溶咖啡一般是由奶精、糖、咖啡混合而成，含有大量的糖和油脂，有的速溶咖啡含糖量甚至能高达70%。《中国居民膳食指南（2022）》建议每天摄入的糖不超过50克，最好控制在25克以下，很有可能一不小心喝2袋速溶咖啡，精制糖的摄入量就接近于每日建议量的上限了。

八 減重減脂──案例篇

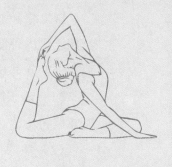

143. 身边女性华丽瘦身案例

生完孩子后的 2 年，疾控中心的飞鱼胖了 15 千克。最近，她用 5 个月的时间恢复到了孕前的身材。作为一个体重基数不算大的普通人，她的减肥方式有什么特别之处吗？

她将健康促进理论模型"阶段变化理论（SCT）"运用到了减肥的过程中。她认为各种减肥方法只是招式，招式可以千变万化，但学好一门内功，你就是高手。而这门减肥的内功，就是理论模型。

SCT 综合了心理学理论的精华，最初用于戒烟活动，目前是广泛用于国内外多个领域的跨理论模型。

SCT 分为 6 个阶段。

（1）前预期：不打算改变阶段，在未来 6 个月不打算改变，或有意坚持不改。

（2）预期：打算改变阶段，打算在未来 6 个月改变不利于健康的行为。

（3）准备：改变准备阶段，为行为改变做必要准备，未来 1 个月会改变行为。

（4）行动：行为改变阶段，在过去 6 个月中，目标行为已有所改变。

（5）保持：行为维持阶段，持续新行为 6 个月以上。

（6）终止：需要改变的旧行为不再复发阶段。

下面用她自己的减肥经历说明一下这个阶段变化理论。

（1）无行为改变打算阶段：根本没有意识到肥胖的危害，或者虽然意识到了肥胖对健康的危害，但对自己的体形已经习惯了，所以没有减肥的打算。也许还会找一些自我安慰的理由，如"减肥太难了""减肥会影响社交""我就是一个吃货，让我少吃是万万不能的"，等等。要改变这些想法，促使开始减肥，以下3个工具可以使用：① 提高认知。通过文章、视频、现实例子等，意识到肥胖的坏处，包括对个人形象、身体健康的损害等。② 角色扮演。参加一些社交活动使自己产生"不方便"的感受；参观康复中心，了解肥胖和心脑血管问题的关联。③ 环境再评估。意识到如果不改变，会产生很多社会适应问题，比如成为大家调侃的对象；知道周围很多肥胖者已经开始减肥了，从而产生压力。

（2）打算改变阶段：意识到了自己肥胖问题的严重性，知道减肥的好处，但也很清楚自己所要付出的代价，已考虑要开始减肥。在此阶段，开始产生要减肥的情感体验和自我评估，对减肥的利弊进行权衡，出现矛盾的心态。但最终会进入下一阶段。

（3）准备改变：已完全意识到肥胖问题的严重性，决定要在下个月开始减肥，比如参加减肥培训班、购买减肥的书籍、向医生咨询等；甚至开始尝试去散步，但还没有全面实施有效的减肥行为（控制饮食、增加运动等）。这一阶段，完全放弃了不打算减肥的想法，并做出严肃的减肥承诺，也完全相信自己有减肥的能力（自我效能）。

（4）行动：全面开始减肥计划，但减肥还没有超过6个月。

有4个方法可以帮助坚持：① 正面强化。对减肥行为进行奖励和表彰，可以是物质奖励或者精神奖励，如每周的"欺骗餐"，经常鼓励自己，或者买一些漂亮的衣服。② 社会支持。可以在减肥开始时向周围的人正式宣布自己要减肥了，争取获得家人、朋友、同事的支持（意思是告诉大家要聚会吃大餐或者点奶茶的时候就不要叫自己了），或者寻找同样正在减肥的人，互相督促。③ 防止反复。减肥瓶颈期、倦怠期肯定会有，偶尔放松一下是可以的，但是要避免完全放弃，警惕坚持几天就放任自己。④ 环境友好。比如家人做饭时也注意清淡少油，家里不买零食，少点外卖，控制容易诱惑自己的食物，避免体重反弹。

这4个方法中，创造减肥友好的外部环境是很重要的。① 饮食环境：如果觉得自己很容易被诱惑，那就让自己远离诱惑。减少不必要的社交性聚餐；买零食的时候挑选小份包装的，不要买饼干、巧克力等零食，挑选相对健康的零食，一次最多买一周的量。② 运动环境：忙碌的生活有时候很难挤出时间运动，不妨自己创造一些机会。如果你通勤距离不太远，那么减少开车频率，在天气好的时候尽量乘公共交通或者骑自行车上下班；上楼的时候尽可能选择爬楼梯而不是乘电梯；上班坐久了就多起身倒水、上厕所，见缝插针地增加身体活动；饭后不妨和家人散散步，周末逛逛公园或者爬爬山。

（5）保持：通过半年以上的减肥，体重开始有规律地下降。这时重要的是不断增强减肥信心，坚持再坚持。

（6）终止：建立了高度的自信心，克服了减肥过程中的沮丧、焦虑、抑郁等，能够抵挡住诱惑，不再回到过去暴饮暴食、不运动的不良生活状态。研究表明，经过这个阶段，就不会复胖。

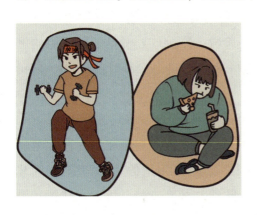

到这里 6 个阶段结束，你才能说，你的减肥是成功的。

对于要减肥的人来说，减肥前 3 个阶段可能才是更重要的。因为从不想减肥，到打算减肥，到真的开始准备减肥，是一个人认知的改变，是权衡利弊和作出承诺的过程，这可能需要一年甚至更久的时间。一旦跨过这 3 个阶段，到了行动阶段，你所要做的就是学习健康减肥的方法，并且学会坚持再坚持。

飞鱼认为，减肥者最忌速成。将行动周期至少设定为 6 个月是比较合理的，每周减重 0.5~1 千克是合适的。并且，必须放平心态，学会接受减肥期间的体重波动，遇到瓶颈期也很正常，允许适度压力，但不能过于焦虑，纠结于一餐一时。要将目光放长远，看到自己的最终目标，只要整体趋势是正确的就可以。

如果仅仅将减肥当成目标，非常容易陷入"速成"的陷阱，如断食、轻断食、不吃主食、生酮法、代餐、五花八门的减肥药，甚至抽脂手术等危险的方式。要避免这些陷阱，最健康而且保证长期有效的方法，是将目标设置成"养成健康的生活方式"。养成并保持吃得健康、少油少盐、适当运动等健康生活方式，你甚至不用额外地折腾，自然而然就会变轻盈。

144. 身边男性减脂成功案例

2023年苏州市疾控系统减重减脂大赛一等奖获得者余医生，在6个月的比赛过程中体脂率下降了18.6%。让我们看看他的减重"秘诀"有哪些。

一提到减肥，不少人首先想到的就是节食。节食者在节食减肥前期会出现体重降低，但在中后期，由于节食者节食后热量和营养物质摄入不足，前期又大量燃烧糖类和脂类，消耗了大量营养物质，导致供能不足，此时机体基础代谢率会降低，身体进入减肥停滞阶段。当恢复正常饮食后，体重很快又会恢复到从前的状态。

余医生介绍，吃动平衡才是保持健康体重的关键。成人健康体重取决于热量摄入与热量消耗的平衡，长期摄入热量大于消耗热量，会导致体重增加；长期消耗热量大于摄入热量，则会使体重减轻。因此，通过合理饮食与科学运动，方可保持健康体重。

建议平均每天摄入12种以上食物，每周25种以上，鼓励摄入以复合碳水化合物、优质蛋白质为基础的低热量、低脂肪、低糖、低盐并富含微量元素和维生素的膳食。坚持规律饮食，切忌暴饮暴食。

余医生为大家介绍了几个"食不过量小窍门"。首先,定时定量进餐,吃饭细嚼慢咽,避免进食过快。其次,采取分餐制,根据个人的生理条件和身体活动量,进行标准化配餐和定量分配;同时,每顿少吃一两口,不要完全吃饱,感觉还欠几口的时候放下筷子。再次,减少高热量食品的摄入,学会看食品营养标签,少选择高脂肪、高糖的高热量食品。最后,还应减少在外就餐。

健康饮食的同时,运动也必不可少,大家应坚持中等强度身体活动。余医生推荐大家每周至少进行 5 天中等强度身体活动,累计 150 分钟以上;坚持日常身体活动,平均每天主动行走 6 000 步;减少久坐时间,每过一小时起来动一动。

余医生为大家推荐了 4 个具体的运动方案,详见表4。

表4　运动方案

方案	具体内容
方案一	周一至周五,每天快走至少 40 分钟(可利用每天上下班时间,往返各走 20 分钟;也可以利用早上、傍晚或晚上一次连续快走 40 分钟),周六打羽毛球 30 分钟。
方案二	周一、周四快走 40 分钟,周二、周五跳广场舞 30~40 分钟,周末打乒乓球 60 分钟。
方案三	隔天慢跑 30 分钟,周末游泳 50 分钟。可多次进行,每次不少于 10 分钟。
方案四	快走 30 分钟和慢跑 15 分钟,隔天交替进行;周末骑自行车 40 分钟或爬山 1 次(50 分钟)。